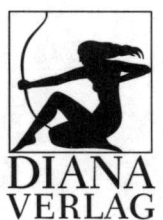

Philippe & Stéphane Vigand

Verdammte Stille

Aus dem Französischen
von Karin Krieger

———

Diana Verlag
München Zürich

Titel der Originalausgabe: Putain de Silence
Originalverlag: Éditions Anne Carrière, Paris

ISBN 3-8284-5017-2

Vorwort der
französischen Verlegerin

Im Oktober 1996 kam Stéphane Vigand zu mir. Sie brachte mir das Manuskript ihres Mannes Philippe. Er war sechs Jahre zuvor, an einem Julimorgen 1990, auf der Straße zusammengebrochen und nach zweimonatigem Koma vollkommen gelähmt wieder zu sich gekommen.

Die Diagnose: *Locked-in-Syndrom* (lebendig eingesperrt).

Sein Herz schlug noch, seine Lungen arbeiteten noch, doch jede Bewegung war ihm fortan unmöglich. Sein Gehirn aber funktionierte genau wie vorher.

Nur durch Augenzwinkern konnte Philippe Vigand mit der Außenwelt kommunizieren und ihr damit zu verstehen geben, daß er nichts von seinen geistigen Fähigkeiten eingebüßt hatte. Allein vor seinem Spezialcomputer, der mit einer auf seine Pupille eingestellten Kamera ausgerüstet ist, begann er im September 1995, seine Geschichte aufzuschreiben.

Ich war gut mit Jean-Dominique Bauby bekannt. Ich wußte, daß sein Buch »Schmetterling und Taucherglocke« demnächst erscheinen sollte. Doch jede Erfahrung ist anders und stets persönlicher Natur. Philippes Schilderung, die so voller Hoffnung ist, diese Hymne auf das Leben, die seine hartnäckigen Bemühungen beschreibt, weiterzuleben und eine gewisse Unabhängigkeit und einen Platz im Kreis seiner Angehörigen und Freunde zurückzuerobern, hat mich tief erschüttert. Was hätte ich an seiner Stelle getan? fragte ich mich beim Lesen immer wieder.

Als ich ihm zum ersten Mal begegnete, fragte ich ihn, weshalb er mit dem Schreiben begonnen habe. Er antwortete: »Wegen meiner Frau, denn obwohl ich ihr jeden Tag schreibe, habe ich ihr noch soviel zu sagen. Wegen meiner Kinder, denn es muß etwas von dieser Geschichte bleiben, damit sie später stolz auf ihren Vater sein können. Wegen meiner Eltern und wegen meiner Freunde, denen ich all das sagen will, was die Schwerfälligkeit des Codes [des Sprachcodes] verhindert. Und auch damit sich die Sichtweise anderer Leute ändert und ich nicht mehr als Gemüse betrachtet werde.«

Auch der Mut, den Stéphane Vigand aufbringen mußte, verlangte mir Bewunderung und Respekt ab. Sie wurde in diesen sieben Jahren des Kampfes, der Wut und der Fortschritte immer von der Gewißheit geleitet, daß ihr Mann leben würde, und von dem Wunsch, mit ihm zusammen ein Paar zu sein.

Ich bat sie daher, ihre Sicht auf die Dinge beizusteuern. Obgleich sich die Erinnerungen der Ehepartner häufig kreuzen, unterscheidet sich doch die

Art, wie sie diese schwere Prüfung erlebten. Es gibt also zwei Versionen dieser einen Geschichte, die sich widersprechen und ergänzen, sich suchen und sich antworten.

A. C.

»Alles ist möglich.«

PHILIPPE

für Stéphane

Der Riegel

Alles drängt uns
zum bangen
Wunsch,
zum Verlangen,
den Riegel zu lösen,
der uns von allem
trennt.

In der Haut
des Gefangenen
treibt uns alles
zum Wunsch,
das Korn der Schönheit
zu dreschen,
das zum Schicksal gehört.

Von der Brücke
über dem Sumpf
treibt uns alles
zum Klagen
und zu schlüpfen
in die Haut
eines Vogels,
eines Fischs.

Mit unseren
zugeschnürten Kehlen
drängt uns alles
zum Singen.

Alles drängt uns
zum bangen
Wunsch,
zum Verlangen,

Den Riegel zu lösen, der uns beide trennt...

JEAN-LOUIS MURAT

An einem Morgen im Juli 1990, als ich zu Fuß durch Neuilly in mein Büro ging, hörte ich eine gigantische Explosion. Seltsamerweise schien ich der einzige zu sein, der sie bemerkt hatte. Meine Beine, die wie verrückt zitterten, trugen mich gerade noch bis zur Terrasse eines nahegelegenen Bistrots. Ich versuchte, dem Kellner etwas zu sagen. Nach einigem Zögern tat er gern, was ich nur mühsam formulieren konnte: meine Frau anrufen und den Rettungsdienst benachrichtigen. Meine Gliedmaßen gerieten zunehmend außer Kontrolle. Ich verlor jedes Zeitgefühl, alles um mich herum verschwamm. Man hielt mir ein Glas Wasser hin. Ich erinnere mich noch, daß Stéphane ins Krankenhaus kam und ich ihr zuschrie, daß ich nicht sterben will, und ... daß sie meine Kontaktlinsen herausnehmen soll.

Dann – nichts mehr.

Zwei Monate im Koma und ein langes Erwachen, dessen Etappen mir nach und nach das ganze Ausmaß der Schäden offenbarten.

Kein einziger Teil meines Körpers läßt sich mehr bewegen. Nur Herz und Lunge arbeiten noch. Die Empfindungen – Hitze, Kälte, Schmerz? Alle vorhanden. Die Sinne – Hörsinn, Tastsinn, Sehkraft? Intakt.

Doch eine Bewegung, JEDE Bewegung ist unmöglich. Als wäre ich, abgesehen vom Kopf, vollkommen von einer Zementschicht überzogen. Nicht eine Geste mehr, auch nicht die kleinste. Sich am Ohr kratzen oder, schon komplizierter, sprechen. Eine gut erhaltene Mumie ohne Hülle. Eine Mumie, die sogar vergessen hat, was ein Neugeborenes schon von Geburt an instinktiv beherrscht: schlukken.

Das Gehirn? Es funktioniert wie eh und je!

Die Amerikaner haben einen Namen für diese seltene Krankheit erfunden: *Locked-in-Syndrom*, eingesperrt sein. Das trifft es durchaus, nur daß die Mauern dieses Gefängnisses große Fenster ohne Gitter haben, die alle Geräusche des Lebens hereinlassen. Die wenigen Menschen, die von dieser Krankheit heimgesucht werden, überleben – für gewöhnlich – nicht.

Kinder machen sich manchmal einen Spaß daraus, für eine Weile die Augen zu schließen, um sich vorzustellen, wie das Leid eines Blinden aussieht. Will man einen *Locked-in*-Patienten spielen, muß man es fertigbringen, keinen Muckser von sich zu geben, wenn einem jemand auf die Füße tritt, man muß die eigenen Kleider brennen sehen, ohne etwas dagegen zu tun, man darf einen geliebten Menschen, der in den nächsten zehn Sekunden von einem Lastwagen überrollt wird, nicht warnen, und man muß sich auch die kleinste zärtliche Geste ver-

sagen, wie etwa den Kopf seines Kindes zu streicheln.

Nur mit ungeheurer Anstrengung scheinen die
Augenlider den einzigen Befehlen gehorchen zu
wollen, die ich ihnen geben kann: auf- und zuzu-
klappen. Das ist nicht gerade viel. Trotzdem wird es
reichen müssen.

Aber reichen wofür?

Kann sich irgend jemand vorstellen, wie es ist, an
allen vier Gliedmaßen gelähmt zu sein, stumm und
lebendig eingemauert zu leben und auch noch gern
zu leben?

Nach nunmehr sieben Jahren möchte ich von diesem langen Weg erzählen, der unter anderem dazu
führte, daß ich diese Worte aneinanderfügen kann,
wie ein Maler mit Palette und Pinsel Farbtupfer
auf seine Leinwand bringt. Meine Leinwand ist ein
Computerbildschirm, und der Pinsel ist meine Pupille, die von einer Kamera fixiert wird und auf einem Alphabet (der Palette) die Buchstaben sucht,
die sie braucht.

Ich möchte von diesem langen Regenerierungs-
prozeß schreiben, der durch Phasen der Verzweiflung und der Hoffnung, durch Tränen der Qual und
der Freude und durch Fortschritte im Schnecken-
tempo gekennzeichnet ist.

Möchte erzählen, wie es möglich ist, mit Hilfe
eines eisernen Willens zu überleben.

Und schließlich zum Ausdruck bringen, was ich
all denen verdanke, die nie aufgehört haben, mich
als ein lebendiges Wesen zu betrachten.

Das Koma ist ein Traum

Zwei Monate Koma sind eine lange, sanfte Unterbrechung, in der es einen Zeitbegriff für den, der es erlebt, natürlich nicht gibt. Zwei Monate, von denen nicht mehr als die Erinnerung an viele teils komische, teils tragische und oftmals brutale Träume bleibt. Allerdings war der körperliche Schaden, den ich genommen hatte, gegenwärtig und ließ mich die enormen Schwierigkeiten ahnen, die noch kommen sollten.

Alles, was meine Gedanken vorher beschäftigt hatte, fiel mir völlig ungeordnet wieder ein: meine Frau und meine Töchter, meine Schwester und meine Eltern, bestimmte Orte, durcheinandergewürfelt mit den Sorgen jenes Sommeranfangs und mit Urlaubsplänen, die auf später verschoben werden mußten.

Was mich erschreckte, war das Fehlen von logischen Zusammenhängen zwischen diesen Träumen. Ich hielt mich für einen Golfplatzarchitekten, der auf der Insel Houat, die ich wie meine Westentasche kannte, eine Anlage entwirft. Ich war auch bei einem Michael-Jackson-Konzert, aber nicht am großen Strand, sondern auf dem Kirchplatz, der die Zehntausende von Zuschauern, die aus ganz Frankreich gekommen waren, gar nicht fassen konnte. Die Insel war überfüllt und dadurch lahmgelegt. Ich mußte also schnell weg von dort. Zu meiner Überraschung fuhr ich nicht nach Quiberon, der Halbinsel gegenüber, sondern nach La Rochelle, wo ich noch nie gewesen war. Das Meer war sehr stürmisch, die Gischt spritzte uns naß, und ich wunderte mich, warum das Schiff kein Dach hatte. Da die Nacht pechschwarz war, konnte ich das Feuerwerk sehen, das nach dem Konzert veranstaltet wurde.

Was geschah in diesem Augenblick wirklich an meinem Krankenbett?

Hatte man mir ein Radio hingestellt? Bewegte man meinen Körper?

Im Hafen von La Rochelle wartete Philippe, genannt Cheucheu, auf mich, mein alter Freund aus Kindertagen. War er gerade ins Zimmer des Koma-Patienten getreten? Wir nahmen den Zug nach Paris und trafen uns mit Bruno, einem anderen sehr guten Freund. War auch er an meinem Krankenbett gewesen? Man hatte mich am Ende des Wagens untergebracht, beim Gepäck; das war bequemer.

Dann wurde ich Baumeister und errichtete ein wundervolles Haus im Baskenland, einem Landstrich, der mir sehr ans Herz gewachsen ist. Ich machte es stabiler, indem ich ausgiebig gegen die Mauern spuckte. War das ein Vorgeschmack auf die spätere Fehlfunktion meiner Speicheldrüsen?

Schon die Planung des Hauses berücksichtigte meine Lähmung: große Türen und Fenster, nur ebenerdig liegende Zimmer... Sprach meine Frau in diesem Augenblick über einen solchen Plan mit mir?

Ein anderer Freund, der zweifellos vorbeikam, um mich auf der Intensivstation zu besuchen, ließ mich in sein Auto steigen, wo ich merkte, daß ich gefesselt war, und ich mich fragte, warum man denn einen Gelähmten festbinden muß. Dann waren wir im Bourbonnais. Da die Wendeltreppe, die zu meinem Zimmer führte, für mich unzugänglich war, brachte man mich im Schuppen neben dem Haus unter. Wieder eine Vorahnung? Dieser Schuppen ist heute bewohnt.

Im Juli 1990 waren wir mitten in der Fußballweltmeisterschaft. Was war da selbstverständlicher als die Anwesenheit Maradonas unter unserem Dach? Außerdem war ich sehr wütend auf die italienische Mannschaft, die ich beschuldigte, mir etwas ins Gehirn gepflanzt zu haben, das meine ungewollte Reglosigkeit bewirkte. Hatten wir ein Tor von den Italienern einstecken müssen?

Da mir meine Behinderung bewußt war, ging ich unentwegt in die Notaufnahme der Krankenhäuser, wo ich berühmte Spieler sah, die verletzt waren.

Dann tauchte meine Schwester Pascale auf, die unter großen Schwierigkeiten ihre Tochter zur Welt brachte. Sie erhielt unwahrscheinlich viele Spritzen, die meine Großmutter ihr gab und von denen jede die Höhe eines Darlehens herabsetzte, das mein Großvater kürzlich ihrem Mann gewährt hatte. Anscheinend war das meine Art, die vielen Injektionen wahrzunehmen, die ich bekommen hatte!

Bin ich von Zeit zu Zeit aufgewacht? Ich habe die schreckliche Erinnerung an einen Krankenpfleger mit abwesendem Blick, der sich um mich kümmerte, wie man Wasser in eine Vase füllt, um das kurze Leben der Blumen zu verlängern ...

Wieder war ich Baumeister. Zunächst ließ ich in Neuilly am Ende unserer kleinen Straße ein Krankenhaus bauen.

Das war aber immer noch zu weit weg. Also wurde an mein Krankenhauszimmer eine Wohnung angebaut. Dort war es manchmal so heiß, daß ich ausriß, um mit ein paar Freunden ein Bier trinken zu gehen.

Schließlich erlebte ich einen Alptraum im Wald von Tronçais, wo ich jeden Pfad kenne. Ich fiel in einen der tiefen Grubenschächte, die es dort zuhauf gibt. Das Gefühl, von der Leere verschlungen zu werden, quält mich jetzt noch.

Manchmal wollte ich das Handtuch werfen. Jedesmal war meine Frau da, um mich davon abzubringen. War das die komatöse Übersetzung ihrer Gegenwart an meiner Seite während dieser langen Reise?

Ein Millimeter pro Monat

Niemand kommt nach einem zweimonatigen Schlaf wie nach einer ganz normalen Nacht wieder zu sich. Das Erwachen geht in winzigen Schritten vor sich. Man könnte meinen, der Natur war in ihrer Weisheit (!) daran gelegen, daß ich erst nach und nach mit meinem neuen Zustand vertraut wurde. Ungefähr so, wie man behutsam versucht, einem Verwandten den jähen Tod eines geliebten Menschen mitzuteilen.

Von meinem Transport von der Intensivstation des Krankenhauses Lariboisière in die von la Salpêtrière sind mir nur noch die Pariser Pflastersteine samt der mit ihnen verbundenen Unannehmlichkeiten in Erinnerung. In einem nach Süden gelegenen Zimmer litt ich tagtäglich unter den Sonnenstrahlen. Der Vorhang war zerrissen. Er ist es wahrscheinlich immer noch.

Ich war zu benommen, um zu verstehen, was ich dort zu suchen hatte, und konnte meine Frau und meine Eltern mit den Augen nicht gut unterscheiden, doch ich erkannte sie an der Stimme. Diese akustische Wahrnehmung war so klar, daß ich ihre immense Verstörtheit und ihre Sorgen deutlich spüren konnte. Mit meinen Schläuchen geschmückt wie ein Weihnachtsbaum mit Lametta lag ich da und erriet ihre Fragen:

Was war zu tun, und wie? Welche Entwicklungen waren möglich?

Diese Fragen beschäftigten mich überhaupt nicht. Gewiß, ich spürte einige Unregelmäßigkeiten, aber deshalb wollte ich nicht gleich ihre Ursachen ergründen.

Für meine spärlichen Besucher dürfte mein Verhalten nicht gerade aufmunternd gewesen sein. Ich rührte mich nicht und zeigte weder eine Reaktion noch den kleinsten Hinweis darauf, daß ich sie verstand. Auf Fragen antwortete ich nicht.

Eine Krankengymnastin, die mir schön zu sein schien, kümmerte sich um mich und unterbrach die Monotonie der täglichen Pflege. Eine Krankenschwester kam und las mir Gedichte vor. Ihre melodische Stimme wiegte mich in den Schlaf.

Dann eines Tages betrat Inspektor Colombo oder wenigstens sein Doppelgänger mit dem gleichen Trenchcoat und dem gleichen Schlips mein Zimmer. Es war Philippe Van Eeckhout, seines Zeichens Logopäde, der in dieser Geschichte eine entscheidende Rolle spielen sollte.

Mein Verhalten ihm gegenüber war genauso wie zu den anderen. Ich blieb unzugänglich und zeigte keinerlei Regung, nicht das kleinste Anzeichen von Nachdenken oder »Intelligenz«. Ich konnte ihm also nicht dabei helfen, das Ausmaß der Schäden zu ergründen. Ich glaube, in körperlicher Hinsicht wußten meine Mitmenschen im wesentlichen Bescheid über mich, aber was war mit meinem Kopf? Welche Fähigkeiten hatte ich eingebüßt? War das Gehirn in Mitleidenschaft gezogen? Wenn ja, was blieb mir dann noch?

Philippe erzählte später, daß er nicht die Absicht gehabt hatte, die Diagnose der anderen Ärzte für bare Münze zu nehmen. Ihnen zufolge waren meine Chancen für eine geistige und körperliche Genesung vermutlich minimal, wenn ich nach der Häufigkeit ihrer Besuche gehe.

Philippe, der gekommen war, um mich eingehend zu untersuchen, ließ sich viel Zeit, um den lebenden Toten zu examinieren. Ich weiß nicht, was ihn dazu veranlaßte, mir einen Finger in den Mund zu stecken, denn durch einen unkontrollierten Kaureflex biß ich ihn blutig! Er konnte ein »Trottel!« nicht unterdrücken, so daß ich lachen mußte.

Diese Reaktion beeindruckte ihn sehr. Es war meine erste nicht vegetative Äußerung seit Wochen.

Am nächsten Tag kam er wieder und stellte mir eine einzige Frage: »Wieviel ist zwei plus zwei?« Nur meine Augenlider gehorchten meinem Willen. Ich schloß sie deutlich viermal.

Dieses unscheinbare Blinzeln, das auf den ersten Blick ebenso harmlos war wie die Frage, die es ausgelöst hatte, war von fundamentaler Bedeutung. Es war der Beweis dafür, daß meine geistigen Fähigkeiten weder betäubt noch verloren waren.

Ich begann meinerseits einen Ausweg zu ahnen.

Das Gefängnis schien sich ein klein wenig zu öffnen.

Für alle anderen war es endlich der Beweis, daß ich keinesfalls debil, verrückt oder geistig behindert war. Es war die erste Gewißheit, an die sie sich klammern konnten.

Von den Grundrechenarten ging ich schnell zu Entscheidungsfragen über: ein Blinzeln für »ja«, zwei für »nein«. Aber das erwies sich schon bald als frustrierend. Wenn ich zusätzlich zu der völligen körperlichen Lähmung auch nicht die Möglichkeit haben sollte, meine Gefühle, meine Gedanken und das Leid mitzuteilen, das mein Denken den ganzen Tag über beherrschte, wenn ich mich nicht verständlich machen konnte, würde meine Frustration unerträglich und die Intensität meiner Isolation unbeschreiblich werden.

Nie werde ich den Tag vergessen, an dem mir meine Frau das Mittel brachte, mit dem ich wieder Kontakt zur Außenwelt aufnahm. Eine Freundin von ihr, Véronique, hatte ihr die Benutzung eines Codes empfohlen, mit dessen Hilfe ich Buchstabe für Buchstabe schließlich die Fähigkeit wiedererlangte, mich zu äußern, eines Codes, den ich ohne Training allerdings nicht gleich anwenden konnte.

Wie lautete wohl nach mehr als zwei Monaten des Schweigens mein erster Satz? Erklärte ich meiner Frau all die Liebe, die ich für sie empfinde? Sagte ich, daß ich meine Töchter Capucine und Juliette und meine Eltern sehen wollte? Daß ich leben wollte? Daß ich über mein Schicksal Bescheid wissen wollte?

Nichts von alledem! Stockend blinzelte ich meinen ersten Satz: »Meine Füße tun weh!« Mein Bett war nämlich zu kurz, und meine Füße stießen Tag und Nacht schmerzhaft gegen das Metallgestell. Ich werde Véronique nie genug danken können!

Jetzt, da meine Mitmenschen wußten, daß ich hören und verstehen konnte, standen sie vor der heiklen Aufgabe, mir zu eröffnen, wie groß der Schaden war und vor allem, was ich noch hoffen durfte.

Die erste, die versuchte, mir die Gründe für meine Lähmung und meine Stummheit zu erklären, war eine Frau, deren Namen ich bis heute nicht weiß. Ich lernte bei dieser Gelegenheit die Bedeutung von bis dahin so obskuren Begriffen wie Hirnstamm, Medulla oblongata und zerebrale Hemisphäre kennen. Ich erfuhr auch, daß ich im Hals zwei Vertebralarterien habe und daß eine von ihnen durch ihren spontanen Ausfall auf dem einzigen Übertragungsweg zwischen dem Gehirn und dem restlichen Körper einige Millionen Nervenzellen zerstörte. Dieser winzige Kurzschluß hatte zur Folge, daß sämtliche Befehle zwischen dem Piloten und seiner Maschine unterbrochen wurden, während jeder auf seiner Seite unversehrt blieb.

Wie das Tempo und das Ausmaß meiner eventuellen Genesung aussehen könnten? Vielleicht

»ein Millimeter pro Monat«. Ich glaube, diese Dame hatte keine blasse Ahnung!

Kann man denn den Grad der Hoffnung in Millimetern messen?

Alles andere, der ganze Rest, wurde nicht angesprochen. Während ich bequem dalag und darauf gefaßt war, alles zu erfahren, fiel mir der Himmel an diesem Tag nicht auf den Kopf. Bestimmt war ich unfähig, mir wirklich alle Konsequenzen meiner Krankheit auszumalen.

Der Code und seine Anwendung

VOKALE:

	1. Spalte	2. Spalte
1. Zeile	A	O
2. Zeile	E	U
3. Zeile	I	Y

KONSONANTEN:

	1. Spalte	2. Spalte	3. Spalte	4. Spalte	5. Spalte
1. Zeile	B	G	L	Q	V
2. Zeile	C	H	M	R	W
3. Zeile	D	J	N	S	X
4. Zeile	F	K	P	T	Z

Anwendung:

Als erstes gebe ich immer die Spalte des Buchstabens an, danach die Zeile.

Für das Wort »pierre«, deutsch: Stein, beginne ich mit dreimal Blinzeln, gefolgt von viermal (3. Spalte, 4. Zeile) für den Buchstaben P.

Für das I: einmal, dann dreimal.

Für das E: einmal, dann zweimal.

Für das R: viermal, dann zweimal.

Bleibt nur die Frage: Handelt es sich um einen Konsonanten oder um einen Vokal? Alle, die sich da nicht sicher sind, fragen mich das vorher.

Ein Blinzeln für »ja«, zwei für »nein«. Die Geübteren lassen die Buchstaben vorbeiziehen und erraten sie von sich aus, was mir oft die Mühe erspart, bis zum Ende des Wortes zu gehen.

Netter — ein schlimmes
Intermezzo

Wenn man das traurige Privileg hat, vom *Locked-in-Syndrom* heimgesucht zu werden und man das halbwegs überlebt, läßt die Frage nach Unterkunft und Verpflegung nicht lange auf sich warten. Welches Krankenhaus kann einen so seltenen Fall aufnehmen und vor allem auch behandeln? Die Forschungen auf diesem Gebiet stehen noch am Anfang, so daß keineswegs die Rede davon sein kann, daß sich diese Einrichtungen um das Vergnügen gerissen hätten, mich zu ihren Gästen zählen zu dürfen.

Nach langen Suchereien und einigen gut gezielten Telefonanrufen gelang es Stéphane, einen Platz im Pavillon Netter in Garches für mich zu bekommen. Ich weiß noch, wie ungeduldig ich auf diese Verlegung wartete. Bereitwillig nach Garches zu gehen! Was für eine erfreuliche Aussicht!

Am Ruf dieses Krankenhauses gibt es nichts mehr zu rütteln: Dort werden Verkehrsunfälle repariert. Aber ich war keiner. Ich war weder besser noch schlechter. Ich hoffte so sehr, daß ein neues Pflegeteam Wunder vollbringen könnte.

Meine Enttäuschung war grenzenlos. Obgleich

die Nützlichkeit meines vorgeführten Codes auf der Hand lag, glaubte nicht ein Mitarbeiter des Krankenhauspersonals, sich die Mühe machen zu müssen, ihn zu lernen. Schlimmer noch: Während ich nach dem kleinsten Hoffnungsschimmer Ausschau hielt und entschlossen war, alle Kraft der Welt aufzubringen, die man von mir verlangte, riet mir ein Krankengymnast, der die Aufgabe hatte, mir das Gefühl des aufrechten Stehens wieder nahezubringen, indem er mich zur Vertikalisierung auf einen senkrechten Tisch schnallte, mich doch in die Dinge zu fügen. Das war unannehmbar.

Von da an wurden die Beziehungen immer schwieriger. Das Wasser der Dusche war eiskalt, und man ließ mich in unbequemen Stellungen liegen. Über das Allernötigste hinaus hatte ich keine Möglichkeit, mich verständlich zu machen.

Lag das an der Gesamtatmosphäre dieser Etage, auf der die Patienten mit Gehirntrauma lagen? Sie hatten eine oder mehrere Gehirnwindungen eingebüßt, konnten aber sprechen oder schreien. An manchen Wochenenden, wenn das Personal knapp war, wurden diese Unglücksopfer in den Zimmern neben meinem zusammengelegt. Ich habe diese von Schreien erfüllten Nächte noch immer im Ohr. Ich kam mir vor wie in einer Irrenanstalt, allerdings mit dem feinen Unterschied, daß ich zu dieser Atmosphäre nicht beitragen konnte.

Gelegentlich defilierte eine Prozession von Weißkitteln über den Flur, ein oder zwei Professoren mitsamt ihrem Gefolge. Hinter ihnen kamen jedesmal Madame X, die Stationsärztin, und einige Assistenzärzte. Ein paar Krankenschwestern beschlossen den Zug. Mein Fall schien eine angenehme Abwechslung für diese erlauchte Gesellschaft zu sein, denn sie verweilte plaudernd längere Zeit an meinem Bett und betrachtete mich wie eine Schaufensterdekoration zur Weihnachtszeit. An manchen Tagen fühlte ich mich wie eine Schießbudenfigur.

Muß ich noch betonen, daß diese Visiten zu nichts führten, außer daß das Finanzloch der Sozialversicherung weiter vergrößert wurde? Die einzige zuweilen empfohlene Behandlung war eine Röntgenaufnahme der Lunge. Aber unbedingt! Ich hatte das Gefühl, daß sich die sprühenden Geister und die große Kompetenz dieser Gelehrtenrunde eher aufhoben als ergänzten.

In diesen ersten Wochen in Garches hatte ich auch Gelegenheit, das Schicksal von Marie-France mitzuverfolgen, einer anderen *Locked-in*-Patientin. Neidisch erlebte ich ihre spektakulären körperlichen Fortschritte mit.

War es meine Stummheit, die das Pflegepersonal veranlaßte, sich bei meiner recht umfangreichen Betreuung wie Roboter zu benehmen? Bei heiklen Prozeduren, bei denen es häufig nur um wenige Millimeter ging, machte man sich nicht die Mühe, auf meine Reaktionen zu achten. Nur Stéphane beherrschte einige technische Handgriffe mit der ihr eigenen Sensibilität und Intuition. Sie las mir von den Augen ab, wann sie aufhören mußte, wenn es darum ging, Dinge abzusaugen, die in meiner Lunge nichts zu suchen hatten. Ich glaube, wir mußten in diesen Augenblicken beide an das Leben denken, das uns bevorstand, falls sich diese Absaug-übungen für die nächsten zwanzig Jahre mehrmals am Tag als unerläßlich erweisen sollten.

Meine seltenen Besucher, die durch den Anblick der anderen Behinderten auf der Etage schon vor-bereitet waren, konnten ihre Verlegenheit oder ihr Entsetzen anfangs nicht verbergen. Die Mumie, die zu allem Überfluß auch noch an einer starken Venenentzündung litt, war nicht gerade anmutig. Vor allem merkte ich ihrem Verhalten an, daß eini-ge von ihnen nur schlecht mit meinem Schweigen zurechtkamen. Alle, die meinen Code nicht kann-ten, mußten lernen, Selbstgespräche zu führen. Das war eine sehr aufschlußreiche Erfahrung!

Als ich mein Zeitgefühl und damit auch den Überblick über Kalendertermine vollends wieder-gewonnen hatte, merkte ich, daß der 12. Oktober näherrückte, der Geburtstag meiner älteren Toch-ter, Capucine. Ich hatte sie eingeladen, ihre fünf Jahre zusammen mit ihrer Schwester bei mir zu feiern. Abgesehen von dem immensen Glück, end-lich meine Kinder wiederzusehen, hoffte ich auch, daß dieser Besuch mir einen wundersamen Auf-trieb geben würde. Natürlich klammerte ich mich an den Gedanken, daß starke Emotionen manch-mal Wunder wirken können.

Vom Ende des mit Linoleum ausgelegten Flurs drang das Geräusch ihrer kleinen Trippelschritte, die sich viel zu schnell näherten, zu mir.

Wie gern hätte ich diese wenigen Sekunden unvorstellbarer Intensität bis ins Unendliche ausgedehnt!

Es hätte sein können, daß ich meine Töchter nie wiedersehe. Doch da standen sie nun an meinem Bett, weniger schüchtern und linkisch als die Erwachsenen und mit Sicherheit mehr verdutzt über mein Schweigen als über meine Reglosigkeit.

Es war ein erstes Mal. Sie blieben nicht lange.

Im Krankenhaus zu liegen ist selten ein Vergnügen, doch reglos und stumm dort ausharren zu müssen kann zur Hölle werden. Nach und nach wurde mir klar, was das Wort »Abhängigkeit« bedeutet. Unfähig, auch nur ein Glied meines kleinen Fingers zu rühren, mußte ich mich für alle Verrichtungen des Lebens in die Hände meiner nächsten Mitmenschen geben, und diese Situation eröffnete mir völlig neue menschliche Beziehungen. Nichts war ohne die Mithilfe eines anderen Menschen möglich, selbst die Erfüllung des kleinsten Wunsches nicht. Wenn man es recht bedenkt, kennen wir eine vergleichbare Abhängigkeit nur aus den ersten Monaten unseres Lebens. Heranwachsen heißt, unabhängiger von anderen zu werden.

Ich war zwar nicht in die Kindheit zurückgefallen, doch meine Reglosigkeit veranlaßte das Pflegepersonal trotzdem, mich wie ein Kleinkind zu behandeln. Erkundigt man sich etwa bei einem Säugling, ob er gut in seinem Körbchen liegt? Nichts ist schlimmer, als nach dreißig Jahren wieder als Baby betrachtet zu werden.

So neigte ich dazu, die Menschen in zwei Kategorien einzuteilen: in solche, die versuchten, mich zu verstehen, und in − die anderen.

Zur ersten Gruppe gehörten natürlich diejenigen, denen Stéphane und meine Schwester Pascale während ihrer fast täglichen Nachmittagsbesuche für gewöhnlich nicht von der Seite wichen. Mit Hilfe des Codes konnten sie ihnen meine materiellen Grundbedürfnisse mitteilen und auch behutsam den Gedanken nahelegen, daß ein Gemüse Lust auf einen anderen Fernsehsender haben kann. Als perfekte Übersetzerinnen meiner Wünsche in bezug auf Kopfkissen und andere Kleinigkeiten mußten die beiden Damen, die von der Nachmittagsschicht die »Tigerinnen« genannt wurden, eine unerbittliche Entschlossenheit an den Tag legen, damit diejenigen, die sich mir nähern wollten, mich wie einen denkenden Menschen behandelten.

Mit der zweiten Kategorie sah das ganz anders aus. Man stellte mich auf eine Stufe mit einem Kartoffelsack und hantierte rücksichtslos mit mir herum, da ja keine Reaktionen zu erwarten waren. Im Hauruck-Verfahren wurde ich auf eine schwankende Trage gelegt, um ausgerechnet zum Röntgen gebracht zu werden, und hatte keinerlei Gelegenheit, auf den rostigen Nagel hinzuweisen, der sich mir auf diesen Transporten durch die staubigen, düsteren Kellerräume des Hauses in den Rücken bohrte.

Erst im Mai 1991 entschloß sich Stéphane, zum ersten Mal seit meinem Zusammenbruch eine Woche Urlaub zu machen. Ihre Gegenwart war mir so unentbehrlich, daß ich erst jetzt, mit etwas Abstand, das Gefühl der Verlassenheit besser verstehe, das ich damals empfand. Das Leben, das sie seit neun Monaten meinetwegen führen mußte, verdiente ein paar Tage Erholung. Meine Eltern, meine Schwester und meine Freunde waren informiert und strengstens instruiert worden. Sie wußten über jeden Handgriff und jede Regelung Bescheid, die für einen reibungslosen Ablauf wichtig waren. Alles ging gut. Ich hatte sogar soviel Stil, sie bei ihrer Rückkehr damit zu begrüßen, daß ich einen Finger einige Millimeter anhob.

Ein paar Tage später konnte ich in einen Rollstuhl gehievt werden. Diese geniale Erfindung machte es mir möglich, den engen Mauern meines Gefängnisses zu entkommen und im Park von Garches frische Luft zu schnappen. Die langen Wochenenden waren nun durch den Rhythmus der Monologe all derer gekennzeichnet, die mich gern begleiteten. Dazu kamen ein paar Augenblicke des Lachens, verursacht durch die verdutzten Gesichter einiger Insassen beim Anblick von Pascales kurzen Röcken, die Spitznamen, die man sich gab (mein Bewegungstherapeut nannte mich »die Fünf«, weil ich die ersten Schritte dieses Senders so aufmerksam verfolgte), und die unbändigen Anstrengungen meiner Gefährten, die versuchten, sich während der Vertikalisierung loszumachen...

Diese litten überwiegend an schweren Hirntraumen. Ihre Gedanken waren so unergründlich, daß sie den Eindruck erweckten, von ihrer Umgebung vollkommen isoliert zu sein.

Wie schaffte es da Marie-France, Fortschritte zu machen? Diese andere *Locked-in*-Patientin der Station begann ihren Rollstuhl selbst zu lenken und nahm ihre Mahlzeiten über den Mund zu sich, ganz im Gegensatz zu mir, der sie über eine ekelhafte Magensonde verabreicht bekam. Es gelang ihr sogar, ein paar Laute von sich zu geben, während meine Logopädin mir nicht gerade viel entlocken konnte, nicht mehr als die zahllosen Praktikanten, die sie gelegentlich vertraten und die mein Zustand zu sehr erschütterte, als daß sie ihr Wissen hätten praktisch anwenden können. Die Geräusche, die mit Müh und Not aus meinem Mund kamen, ähnelten weder dem Schrei eines Tiers noch dem eines Menschen.

Es lebe die
Computertechnik!

Das Ausbleiben einer nennenswerten Besserung gab dem Ergotherapeuten der Station Rätsel auf. Welche Mittel würde er ersinnen können, um mir ein kleines bißchen körperliche Unabhängigkeit zurückzugeben?

In der Fachsprache der Mediziner heißt das »die Umwelt dem Verunglückten anpassen«. Aus vornehmlich familiären Gründen hatte Stéphane damals das Glück, bei Jean-Luc Lagardère vorsprechen zu dürfen. Er war auf dem laufenden, was meine Fortschritte betraf, und zog Marc Strechinsky hinzu, den Direktor für Forschung und Entwicklung bei Matra. Es ging darum, ein Kommunikationsmittel zu finden, das an meine Bewegungsmöglichkeiten angepaßt war, also an nichts anderes als an meine Augenlider.

Man beschloß, nichts nachbauen zu wollen, was es ohnehin schon gab. Jean-Luc Lagardère wies damals auf den Vietnamkrieg hin, der in den Vereinigten Staaten eine große Zahl behinderter Menschen zur Folge gehabt hatte, und auf den Vorsprung, den dieses Land in bezug auf innovative Hilfsmittel vermutlich besaß. Sogleich sah sich

Marc Strechinsky mit der Aufgabe betraut, alles in Erfahrung zu bringen, was auf diesem Gebiet bereits erreicht worden war. Nachdem er mich in Garches besucht hatte, bat er Christophe Clément, den Ergotherapeuten, sich mit einigen seiner Kollegen jenseits des Atlantiks in Verbindung zu setzen.

Drei Wochen später war er im Besitz einiger interessanter Adressen. Daraufhin fuhren die beiden in die Vereinigten Staaten und machten über verschiedene Kontakte in Virginia einen kleinen Handwerksbetrieb mit fünf Leuten ausfindig, der von einem auf Militärtechnologien spezialisierten Ingenieur und seiner Frau, einer gelernten Krankenschwester, geführt wurde. Diese hatte ihren Vater durch das *Locked-in-Syndrom* verloren. Sie hatte jedoch noch die Zeit für Experimente gehabt und konnte mit ihm zusammen eine Computerausrüstung entwickeln.

Die Funktionsweise ist denkbar einfach: Eine Infrarotkamera ist so eingestellt, daß sie die Pupille fixiert. Ein erster Kontrollbildschirm ermöglicht es, festzustellen, ob das Auge genau in der Achse dieser Kamera liegt.

Wenn man mit dem Auge eine Taste auf der Tastatur anvisiert, die auf einem zweiten Bildschirm erscheint, bestätigt man Buchstabe für Buchstabe das Wort, das man schreiben möchte, sowie auch die Zeichensetzung. Ist der Text fertig, druckt man ihn mit einem einfachen Wimpernschlag aus oder veranlaßt eine akustische Wiedergabe.

Dadurch, daß man eine halbe Sekunde lang eine

Funktion oder einen Buchstaben fixiert, werden diese also registriert. Das Auge übernimmt die Rolle der Maus! Diese Technik wird als »Eyegaze« bezeichnet.

Damals war eine kleine Anzahl dieser Geräte auf dem Markt. Man muß zugeben, daß der Abnehmerkreis dafür nicht gerade riesig ist...

Die Amerikaner schneiten im Mai 1991 mit ihrem Instrumentarium in mein Krankenzimmer, damit ich es testete. Es wurde ein großer Erfolg, wenn man davon absieht, daß ich meinen Kopf ein paar Zentimeter drehen mußte, um das ganze Alphabet abzutasten. Ganz zu Anfang brauchte ich zwanzig Minuten für eine Zeile, und ich hatte das Gefühl, daß jeder Buchstabe wie ein großer Stein auf meinem Schädel lastete. Nur mit Mühe kam ich bis ans Ende eines kurzen Satzes. Diese Übung war so anstrengend, daß damals nicht daran zu denken war, diese barbarischen Geräte regelmäßig zu benutzen.

Meine ersten schriftlichen Botschaften richteten sich natürlich an meine Frau und meine Kinder. Sie waren der greifbare Beweis der Liebe, die ich ihnen nicht entgegenschreien konnte.

Garches II – Die Rückkehr

In diesem Krankenhaus, das für gewöhnlich Unfallopfer betreut, sind die Patienten gehalten, ihre Fähigkeiten zur Genesung unter Beweis zu stellen. Die spärlichen Fortschritte, die ich vorzuweisen hatte, dürften für das medizinische Personal nicht eben bemerkenswert gewesen sein. Man gab uns zu verstehen, daß mein Platz von einem anderen besser genutzt werden könnte.

Aber wo sollte ich hin?

Stéphane hatte beim Staatssekretär für Behindertenfragen, Michel Gillibert, vorgesprochen, um sich nach dem Spektrum möglicher Lösungen für einen *Locked-in*-Patienten zu erkundigen und gegebenenfalls um Unterstützung zu bitten. Seine Antwort war sehr... ministeriell. Er wolle seinen Einfluß geltend machen, um uns zu helfen, eine spezifische Struktur zu schaffen. Sie kam nie zustande!

Meine Familie setzte alle Hebel in Bewegung, um eine passende Übergangslösung für mich zu finden. Nach so manchem Versuch gelangten wir zu dem Schluß, daß es einen solchen Ort nicht gibt. Die Sommerferien rückten näher, und in Garches konnte ich nicht länger bleiben.

Es gab keine andere Möglichkeit, als nach Hause zurückzukehren. Nicht nach Paris in unsere kleine Wohnung, die für einen Schwerbehinderten nicht geeignet war, sondern aufs Land, wo der Platz großzügiger bemessen ist. Das machte einen langen Transport über dreihundert Kilometer erforderlich. An einem schönen Junimorgen holte mich ein Krankenwagen ab. Stéphane fuhr mit den Kindern im Auto hinterher, bereit, beim ersten Wink der Fahrer, die meinen Code nicht kannten, anzuhalten. Ich lag auf der Trage und versuchte, unseren Weg zu verfolgen, indem ich die Wipfel der vorüberziehenden Bäume betrachtete. Von der Hitze ganz erschöpft, brauchte ich mehrere Tage, um mich von dieser Tortur zu erholen.

Zur Bewältigung des Alltags erforderte diese Sommerfrische allerdings eine nahezu militärische Organisation und einen unerschütterlichen guten Willen: niemals weniger als vier kräftige Arme, um mich aufzusetzen oder hinzulegen, eine Engelsgeduld bei den endlosen Mahlzeiten und Tag und Nacht eine ständige Anwesenheit. Ganz abgesehen von den diversen Behandlungen, die ein Fachpersonal voraussetzten.

Diese Rückkehr ins Familienleben verlief nicht reibungslos. Meine Mitmenschen erkannten erstmals das Ausmaß der Probleme und Gefahren, die die Gegenwart eines *Locked-in*-Patienten auf die Dauer mit sich brachte. Und was mich anging, be-

fand ich mich nun wieder in den Lebensumstän-
den, die ich vor meinen kleinen gesundheitlichen
Turbulenzen gehabt hatte!

Die reale Existenz meiner Gebrechlichkeiten
wurde dadurch nur noch plastischer. Ich sah die
unbeholfenen Anstrengungen der Menschen, die
mich beharrlich in unsere gemeinsamen Ferien
einbeziehen wollten, indem sie mir vom Wald, von
den Tieren und von ihren Großtaten beim Golfspiel erzählten. Mein höfliches Schweigen führte
zu so manchen Gesprächspausen, die einmal mehr
verdeutlichten, wie schwer es ist, sich mit jemandem zu unterhalten, der eisern den Mund hält.

Dieser Aufenthalt war nur vorübergehend. Zum
Schulbeginn brauchte ich ein weiches Nest. Stéphane und Pascale gelang es trotz zahlreicher Versuche nicht, eine Unterkunft für den Aussätzigen
zu finden. Das Ende der Ferien rückte näher. Die
Kinder mußten mit ihrer Mutter nach Paris zurück.

Durch die Freundschaft mit Alain, der als Arzt in
einer Klinik in Saint-Amand arbeitet, fand ich einst-
weilen eine Bleibe, bis sich eine Adresse ergab, die
meinem Zustand besser entsprach.

Von meinen Schutzengeln getrennt, war ich nun
ausschließlich auf die Wochenenden fixiert, die mir
Stéphane zurückbrachten.

Mit welcher Überzeugungskraft hatte sie Garches dazu veranlaßt, mich wieder aufzunehmen?
Ich weiß es bis heute nicht.

Das bourbonische Klima hatte sich wohltuend auf die Schärfung meines Verstandes ausgewirkt. Ich machte mir in bezug auf eine schnelle Genesung keine allzu großen Illusionen mehr. Außerdem beschloß ich, zu diesem Thema keine Fragen mehr zu stellen. Dadurch brachte ich diejenigen, die mir Rede und Antwort stehen mußten, nicht mehr in Verlegenheit, und auch die nicht, die als Dolmetscher meiner Besorgnis herhielten.

Statt mich um die Zukunft zu kümmern, beschäftigte ich mich nun mit der Gegenwart. Und die Gegenwart bestand darin, die Dinge des Lebens erträglich zu machen. Zunächst einmal in körperlicher Hinsicht, indem man das Pflegepersonal durch zwischengeschaltete »Tigerinnen« einem Erziehungsprozeß unterzog. Die Bedürfnisse eines *Locked-in*-Patienten werden in der Grundausbildung einer herkömmlichen Krankenschwester nicht berücksichtigt. So mußte ich dringend notwendige Handgriffe selbst anweisen.

Solange man gesund ist, nimmt man die Millionen unbedeutender Bewegungen gar nicht wahr, die man unbewußt vollführt, damit sich der Körper wohl fühlt, denn er gehorcht den Befehlen, die vom Gehirn ausgehen, ganz automatisch. Einem *Locked-in*-Patienten bleibt nur die Wahl, andere zu bitten, ebendiese Gesten für ihn auszuführen. Haben Sie schon mal eine einzige Nacht mit verdrehter Hüfte zugebracht? Ich versichere Ihnen, daß Sie auf diese Weise kein Auge zumachen. Den Hintern nach links, die Schultern nach rechts, den Kopf ein bißchen weiter vor... Wie sagt mein Freund Louis so schön? Das ist komplizierter, als einen Formel-1-Wagen richtig einzustellen! Wenigstens, wenn man sich nicht damit auskennt.

Noch so eine Frustration: mit im Reißverschluß eingeklemmten Hoden zu schlafen. Apropos Hoden, mit Verlaub: Es dauerte mehrere Wochen, den Pflegekräften der Bewegungstherapie, die mich aus dem Bett heben mußten, zu erklären, daß sie mich tunlichst nicht am Bund meines Trainingsanzugs anpacken sollten, da sie dadurch mein ganzes Gewicht auf »die Teile« verlagerten, die vielleicht noch gebraucht wurden. Sie hatten vergessen, daß ein *Locked-in*-Patient trotz allem ein Mann bleibt.

Ich erinnere mich noch, wie mein Freund Antoine, einer meiner treuesten Besucher, mehr als eine Stunde lang versuchte, meinen Kopf in eine akzeptable Stellung zu bringen, und daß er von der Geschicklichkeit zweier Hilfsschwestern beeindruckt war, die mit Vornamen beide Christiane hießen. Die eine war blond und schlank, die andere brünett und rundlich, und beide bewiesen viel Ausdauer und Menschlichkeit, denn sie scheuten keine Mühe, um mich bequem zu betten, damit ich ohne allzu große Schmerzen über die langen Nächte kam. Mit Geduld und Aufmerksamkeit hatten sie eine nahezu unfehlbare Methode entwickelt, meine Füße, mein Becken und meine Schultern in einen erträglichen Winkel zu bringen. Was meinen Kopf anging, brillierten sie mit der kunstgerechten Anordnung der sechs Kissen, die für mein Wohlbefinden notwendig waren. Diese einfache Verrichtung konnte sie zwischen fünfzehn Sekunden und fünfzehn Minuten in Anspruch nehmen. Doch trotz der vielfältigen Unwägbarkeiten ihres Berufs pfuschten die beiden Christianes die Zeremonie des Zubettbringens nie auf die schnelle hin. Ihre Aufopferung berührte mich so tief, daß meine Stimmung wesentlich von ihrer Gegenwart abhing. Sie fanden Mittel und Wege, um die fade Alltagskost zu würzen, und ihre Späße riefen ein so wildes Gelächter bei mir hervor, daß ihre Kittel und die Wände meines Zimmers durch Spritzer in Mitleidenschaft gezogen wurden. Vor allem ihre angenehme Gesellschaft und ihre kluge, herzliche Art, auf die Patienten einzugehen, waren mir wichtig.

Aber sie konnten nicht alles schaffen. Stéphane, die kurz vor der Entbindung stand, befand, daß die Schlamperei ihre Grenzen hatte und die Sauberkeit meiner Haare zu wünschen übrigließ. Sie erschien mit einem Brausekopf in der einen Hand und einem Shampoo in der anderen, und ihr praller Bauch diente meinem Kopf als Stütze. Diese Szene rief bei der Tagesschicht nichts als ironische Blicke hervor.

Damit die langen Wochenenden in Garches nicht unerträglich wurden, mußte ich viel Organisationstalent entwickeln, um in den Händen meiner Lieblingskrankenschwestern zu bleiben. Ich hatte es mir angewöhnt, den Dienstplan zu studieren, um in Erfahrung zu bringen, wer eingeteilt war. Er wurde von einer diensthabenden Schwester geführt, die die Patienten für gewöhnlich Einsicht nehmen ließ.

Doch eines Freitags, als ich in Begleitung von Pascale in ihr Büro kam, lehnte die Stationsschwester unsere Bitte schroff ab: »Die Einteilung des Krankenhauspersonals richtet sich nicht nach den Wünschen der Kranken, sondern umgekehrt. Die Patienten sind es, die sich dem Ablauf anzupassen haben...«

Ich war außer mir. Und ich wollte sie das wissen lassen. Buchstabe für Buchstabe übertrug meine Schwester, die mit meinem Code bestens vertraut ist, laut und deutlich meine Antwort für die Aufseherin.

Erster Buchstabe: ein D. Kein Kommentar, denn natürlich fangen viele Wörter mit einem D an.

Zweiter Buchstabe: ein U. Das war schon etwas genauer, und ich sah, wie Pascale zu lächeln begann, während die Aufseherin unerschütterlich auf den Rest wartete.

Dritter Buchstabe: ein M, was schon deutlicher war.

Ebenso der vierte Buchstabe: noch ein M. Pascale amüsierte sich, und die Aufseherin wurde blaß.

Fünfter Buchstabe: ein E. Er schloß das erste

Wort ab. Das nun folgende K und das U ließen ahnen, wie das Ganze ausgehen sollte.

Mit diesen wenigen Wimpernschlägen brachte ich meine Enttäuschung und meine Verstörung darüber zum Ausdruck, daß ich nicht verstanden wurde und hinter einer Mauer lebte, die ich nicht einreißen konnte.

Ich sah diese Aufseherin nie wieder. Zwei Wörter hatten genügt, um zu erreichen, daß ich nicht mehr als Gemüse betrachtet wurde.

Zufallsbekanntschaften

Eines schönen Tages wurde ich für tauglich befunden, mein Zimmer mit jemandem zu teilen. Das bedeutete, daß es vorwärtsging. Ich bin mir nicht sicher, ob das auch für all die galt, die zum ersten Mal mit einem *Locked-in*-Patienten konfrontiert waren. Unter den Unfallopfern, die versuchten, mit einem reglosen Stummen zusammenzuwohnen, war auch ein junger Schwarzer, der in ein leeres Schwimmbecken gefallen war – ein großer Klassiker unter den Unfällen in Garches. Er fand unsere Gespräche so mitreißend, daß er schleunigst nach einem anderen Bettnachbarn verlangte. Viele andere folgten ihm. Nur zwei sind mir im Gedächtnis geblieben.

Der erste war ein alter Herr mit Namen Glacière – zu deutsch: Gletscher –, dem ständig zu heiß war! Er forderte unaufhörlich, man möge ihm mit einem nassen Waschlappen übers Gesicht fahren. Keiner meiner Besucher kam um diesen Dienst herum. Monsieur Glacière war in Garches nicht gut aufgehoben: Hier wurden nur Anwärter für die Rehabilitation aufgenommen. Zwei-, dreimal in der Woche kam so gegen 19 Uhr seine Frau. Vor jedem ihrer Besuche zeigte er eine wachsende Fieberhaftigkeit und scheuchte mit seiner Unruhe die ganze Station auf, weil er sie auf dem Weg wußte; er weinte, schwor, flehte. Wenn sie dann kam, empfing Monsieur Glacière, der inzwischen wieder reserviert und fast gleichgültig geworden war, sie mit den Worten: »Ach, Sie sind's, Madame Glacière! Ich war schon etwas in Sorge!«

Auch ein aus anderen Gründen erwähnenswerter Bettnachbar ist mir noch in Erinnerung. Er hieß Maurice Gentilhomme und war dreißig Jahre alt. Er stammte aus Französisch-Guyana, hatte drei Kinder und arbeitete in Kourou als Beamter bei der Post. Nach einem Verkehrsunfall war er an beiden Beinen gelähmt. Mit viel Ausdauer und Willenskraft konnte er bald wieder gehen. Er war in diesen ersten Krankenhausjahren der einzige dort, der meinen Code lernte. Ich mußte also nicht mehr auf die »Tigerinnen« warten, um dem Stationspersonal eine dringende Botschaft zukommen lassen zu können.

Einmal hatte er die Idee, sich als mein Privatsekretär zu betätigen und Stéphane anzurufen, damit ich ihre Stimme hören konnte. Als er mir den Hörer ans Ohr halten wollte, trugen ihn seine noch schwachen Beine nicht mehr. Ich sah ihn hinter meinem Bett verschwinden, und sein Sturz verursachte einen unvergeßlichen Lachanfall.

Noch heute ruft mich Maurice von Zeit zu Zeit aus Guyana an, wo er seine Arbeit wiederaufgenommen hat. Er weiß, was es heißt, behindert zu sein, und kennt die Bedeutung des Wortes Frustra-

tion. Seine Frau hat sein Handicap nicht verkraftet
und ihn verlassen. Es paßt ja auch wahrlich schlecht
zusammen, Familienoberhaupt und schwerbehin-
dert zu sein...

Kerpape – eine perfekte
Zwischenstation

Langsam kam der Frühling und mit ihm die beängstigende Frage nach meiner künftigen Unterbringung. Garches hatte mich nur vorübergehend aufgenommen, und wieder war es nötig, die Klinik noch vor dem Sommer zu verlassen. Für die Monate der Schulferien stand unser Landhaus für mich bereit. Aber dann?

Auf einem Spaziergang unter den Knospen im Park von Garches erzählte mir Pascale von Kerpape, das in der Nähe von Lorient liegt. Sie hatte dieses Rehabilitationszentrum, das auf meinen Fall zu passen schien, kurz zuvor besucht. Die Aussicht auf dieses Exil gefiel mir nicht besonders. Wieder würde ich mit Pflegepersonal zu tun haben, das sich mit meiner »Einzigartigkeit«, mit meinem Code und mit den vielen kleinen Handgriffen, die für ein körperlich erträgliches Leben unabdingbar waren, nicht auskannte. Auch war mir bewußt, daß ich auf unbestimmte Zeit von meiner Familie und meinen Freunden getrennt sein würde.

Mit einem Wort, diese Perspektive erschien mir nur unter der Bedingung akzeptabel, daß Emmanuel mitfahren würde, der die Aufgabe hatte, mich auf meinen Kurzurlauben außerhalb des Krankenhauses zu begleiten. Er konnte mich im wahrsten Sinne des Wortes »augenblicklich« verstehen und mir daher als ständiger Dolmetscher dienen.

Stéphanes relative Zurückhaltung in dieser Sache hatte ihre Gründe. Natürlich wollte sie aus Feingefühl nicht den Eindruck erwecken, an meiner Abschiebung mitzuwirken.

Bei meiner Ankunft in Kerpape war sie schon da und begrüßte mich in einem großen, schönen Zimmer mit einem herrlichen Ausblick, der mich an die Halbinsel Monterey bei San Francisco erinnerte. Aber das war nicht die einzige gelungene Überraschung. Der Chefarzt des Zentrums, der uns willkommen hieß, war von Anfang an lückenlos mit unserem Code vertraut. Später gestand er, daß er sich wie von Hexern umringt bei einer Versammlung schwarzer Magier vorgekommen sei! War er es, der das gesamte Pflegepersonal angewiesen hatte, ihn zu lernen?

Nach ein paar nicht ganz einfachen Stunden der Eingewöhnung kam der Ergotherapeut zu mir, um geeignete Maßnahmen für den Beginn meiner Unabhängigkeit zu treffen. Natürlich gab es da den Computer und die Bildschirme in meinem Gepäck, doch er hatte noch etwas viel Nützlicheres in petto: ein rechteckiges Kästchen auf einem Mikrophonständer, das mit einem Griff verbunden war, den man mir in die Hand legte. Durch einen leichten

Druck mit dem einzigen Finger, den ich bewegen kann, löse ich die langsame Auflistung einiger Funktionen aus. Mit einem zweiten Druck wähle ich die gewünschte Funktion: Alarmsignal, Fernsehen, Licht oder Radio. Ich kann die Lautstärke einstellen, auf einen anderen Sender umschalten, das Licht an- und ausknipsen und jemanden rufen. Dieses Kästchen hatte passenderweise den Namen »James«.

Vorbei die totale Abhängigkeit! Ich wurde (ein kleines bißchen) selbständig. Vorbei der Streß der endlosen durchwachten Nächte, die durch die falsche Lage meines Kopfes oder eines Beins verursacht wurden! Vorbei das Radioprogramm oder der stupide Film, denen ich nicht entkommen konnte. Vorbei auch die eher willkürliche Erledigung der »natürlichen Bedürfnisse«.

Da mir ein Finger hin und wieder gehorchte, warum sollte ich es da nicht mit einem elektrischen Rollstuhl versuchen? Die Wände von Kerpape zeugen noch heute von meiner Ungeschicklichkeit bei der Dressur dieses schweren Renners, der mich immer dahin brachte, wohin er wollte!

Ebenso hinterließ eine Klasse behinderter Kinder einen unerträglichen Eindruck bei mir. Ich stellte mir vor, meine Töchter könnten dazugehören. An die Behinderungen anderer Erwachsener kann man sich gewöhnen, doch dieselben Behinderungen nehmen beispiellose Formen an, wenn Kinder davon betroffen sind. Dieses Gefühl hatte ich auch bei der Sendung »Téléthon« für Myopathie-Kranke, die einige Wochen später von Kerpape aus ausgestrahlt wurde.

Vom Pflegepersonal decodiert und verhätschelt, hoffte ich, daß auch die Ärzte einen solchen guten Willen zeigten. Davon hing mein Heilungsprozeß ab. Es ging darum, meine Gliedmaßen und meine Stimmbänder wieder zum Leben zu erwecken. Aber die Bewegungstherapeuten und Logopäden ließen den Mut bald sinken. Ich war wohl kein besonders motivierender Patient... Eine Krankengymnastin war sogar weitaus mehr von Emmanuels Ähnlichkeit mit Joe Dassin fasziniert!

So kam es, daß ich die Rehabilitation zugunsten einer Neuanpassung mehr oder weniger absichtlich vernachlässigte. Statt zu versuchen, ein kleines Stück meiner früheren Unabhängigkeit wiederzuerlangen, lernte ich, die Geräte, die extra für meinen Bedarf angefertigt worden waren, besser zu nutzen. Der Ergotherapeut und die Pflegekräfte zogen in diesem Sinne an einem Strang. Ich hatte endlich den Eindruck, wie ein Mensch und nicht wie ein Schlafsack behandelt zu werden. Vor allem war mein Gefühl der Isolation weit weniger belastend als in Garches. Eine wunderbare Stationsschwester, die verstanden hatte, daß sie anspornen und nicht beaufsichtigen mußte, steckte alle mit ihrer lächelnden guten Laune an.

Außerdem hatte ich nun endlich ein Ziel: Ich war nicht länger dazu verdammt, immer von einer

Klinik zur nächsten zu ziehen. Was ich mir wenige Monate zuvor noch nicht hatte vorstellen können, rückte jetzt in greifbare Nähe: Ich würde wieder nach Hause kommen!

Nach den gemeinsamen Anstrengungen von Stéphane und meinen Eltern zog meine Familie aus unserer Wohnung in Neuilly in ein Haus in Levallois, das auf die Bedürfnisse eines Schwerbehinderten zugeschnitten war. Diese Aussicht begeisterte mich und gab mir alle nur mögliche Energie, um an einem Ausbau meiner Unabhängigkeit zu arbeiten. Ich vervielfachte die Stunden an meiner »Schreibmaschine«, um problemlos kommunizieren zu können. Ich wollte niemandem zur Last fallen. Ich bemühte mich, meine Lungen mit der wohltuenden Seeluft der südlichen Bretagne zu füllen, und mobilisierte meine spärlichen Kräfte, um das quälende »Sichverschlucken« loszuwerden. Verursacht wird es durch Nahrungsmittel, die sich in der Richtung geirrt haben — auf Nichteingeweihte macht das großen Eindruck. Statt wie es sich gehört den Weg zur Speiseröhre einzuschlagen, wandert der Fruchtjoghurt in die Lunge. Diese protestiert mit Hustenanfällen, die die Zuschauer zwingen, sich mit Regenschirmen zu bewaffnen. Das ist schmerzhaft für mich und war unerträglich für all die Lebensschwachen, die den riesigen Speisesaal von Kerpape bevölkerten, wo man in tausend Variationen sah, wie eine Mahlzeit ohne Zuhilfenahme der Hände eingenommen werden kann.

Endlich in »Levoilà«!

Zweieinhalb Jahre hatte ich auf meine Rückkehr nach Hause gewartet. Die Krankenwagenfahrer konnten sich keine Vorstellung von der unbändigen Freude machen, die ich empfand, als ich auf dieser unbequemen Reise die Orte wiedererkannte, die mir die immer größere Nähe von Levallois signalisierten. Meine Aufregung wuchs, als wir im Schatten der Kastanienbäume durch Bagatelle und Neuilly fuhren und schließlich in unsere kleine Straße kamen. Das war die schönste Reise meines zweiten Lebens!

Als ich die Türschwelle überquerte, hatte ich das Gefühl, am Ende einer langen Reise angekommen zu sein. Stéphane und die Kinder waren da, um mich in dieser zauberhaften Ali-Baba-Höhle zu begrüßen.

Hier war alles bis ins kleinste durchgeplant und bedacht. Die Gänge und die Türen waren breit genug für meinen Rollstuhl, ein Bad war auf meine kleinen Handicaps zugeschnitten, und die Fenster unseres Schlafzimmers zeigten auf die Bäume eines kleinen Gartens.

Mein Aktionsradius war durch zusätzliche Funktionen von »James« verbessert worden. Die Klingel läutete je nach dem Stockwerk, in dem ich mich aufhielt, anders. Ich war also schnell zu finden, wenn es Probleme gab. Wie durch Zauberei verschwand mein Gefühl der Isolation. Manchmal tut es mir leid, daß »James« mir nicht auch die Mahlzeiten verabreichen und an meiner Stelle sprechen kann. Leider sind mir seine Grenzen nur allzu bewußt!

In diesen ersten Wochen in Levallois muß ich sehr fordernd zu meinen Mitmenschen gewesen sein. Ich hielt mich für die vielen Monate der Frustration, der Einsamkeit, des Schweigens und der Gleichgültigkeit schadlos und brachte unwillkürlich die im Krankenhaus angenommenen Gewohnheiten mit, wo sich ja im Grunde alles um den Patienten dreht. Dieser ist von der Wirklichkeit und von den Anforderungen, die das Leben der Gesunden bestimmen, abgekoppelt. Die Atmosphäre in der Zauberhöhle wurde also ziemlich ... angespannt. Die Verständigung zwischen Stéphane und »James« war nicht gerade herzlich. Ich konnte es mir nicht verkneifen, von dieser neuen Möglichkeit, jemanden herbeizurufen, nach Herzenslust Gebrauch zu machen, während meine Frau von ganz anderen Prioritäten in Anspruch genommen wurde. Wenn eine Familienmutter aus dem Büro nach Hause kommt, wird sie auf der Stelle von ihren Kindern in Beschlag genommen, die alles auf einmal wollen – und zwar sofort. Wenn Stéphane sah, wie ich blinzelte und verzweifelt versuchte, ihre Aufmerksamkeit zu erregen, indem ich mir den Kopf verrenkte, fragte sie: »Hat das noch Zeit?« Außer Pipi hatte alles Zeit!

Ich erkannte immer mehr, daß mein Beitrag zur familiären Harmonie darin bestand, mich von Zeit zu Zeit überhaupt nicht zu rühren und auch nicht das kleinste Lebenszeichen von mir zu geben. Ein *Locked-in*-Patient muß sich zurücknehmen können. Das ist wirklich ein starkes Stück! Doch nur um diesen Preis konnten die familiären Spannungen auf ein erträgliches Maß reduziert werden.

Aber es ist nicht so einfach, wieder zu Kräften zu kommen. Nachdem ich meine Rolle als Vater lange Zeit missen mußte, konnte ich es jetzt kaum erwarten, meinen Platz als Familienoberhaupt wieder einzunehmen. Meine Kinder hatten ohne mich gelebt, waren ohne mich herangewachsen und hatten zweifellos unter meiner Abwesenheit und unter dem Anblick gelitten, den ich ihnen an den Wochenenden bot, wenn ich weinte, weil ich sie verlassen und zu den Weißkitteln von Garches zurückkehren mußte. Ich war für sie wohl kaum das, was man unter einem tapferen Bilderbuch-Vater versteht!

Trotzdem war ich der Vater und Ehemann, der stets und ständig zu Hause war. Mit einer Beobachtungsgabe, die durch meine Untätigkeit zehnmal so stark geworden war, sah ich zu, wie sich meine kleine Familienwelt ringsumher drehte, und überlegte, welchen Platz ich einnehmen konnte. Für Mitteilungen über die dringenden Alltagsprobleme hinaus verbrachte ich Stunden an meinem Computer, um einige wenige Zeilen zu schreiben. Aber wenn es darum ging, sich am Kreuzfeuer eines Gesprächs zu beteiligen, merkte ich rasch, daß mein Beitrag verspätet kam und somit überflüssig wurde. Ein Dialog lebt vom Augenblick, eine Antwort jagt die andere und provoziert schon die nächste, je nach der Denkgeschwindigkeit der einzelnen Partner. Wenn ich den Kopf senke, um zum Ausdruck zu bringen, daß ich auch etwas sagen möchte, reißt das Gespräch ab, und derjenige, der mich decodiert, muß eine Konzentrations- und Gedächtnisleistung aufbringen, die ihn vorübergehend von der Debatte ausschließt. In der Zeit, die nötig ist, um auszudrücken, was ich zu sagen habe, hat sich das Gespräch schon längst von dem Thema, das mich beschäftigt, entfernt. Diese Verzögerungen sind nervenaufreibend, und ich entdecke einen Anflug leichter Gereiztheit bei meinen bevorzugten Gesprächspartnern. Dennoch tut es mir leid, daß einige meiner besten Freunde es nicht der Mühe wert erachteten, meinen Code zu lernen. Bestimmt hat sie die etwas esoterische Seite seiner Anwendung abgeschreckt. Dabei könnte ich doch auf dem Herzen haben, daß mein am Fenster spielender Sohn gleich in die Tiefe stürzen wird!

Um mich zu überraschen, hatte Stéphane zur Feier meiner Heimkehr nach Levallois alle eingeladen, die uns mehr oder weniger intensiv auf unserem Leidensweg begleitet hatten. Alle unsere Freunde versammelt zu sehen, erfüllte mich mit tiefer Freude. Damit zogen wir einen Schlußstrich unter die Krankenhauszeit. Wie hatte Juliette es so schön formuliert: »Jetzt ist Papa in ›Levoilà‹!« – also endlich wieder da!

Ein paar Wochen später gab es wieder ein Fest, dessen weiter gefaßter Rahmen allerdings auch Leute einbezog, die meine gesundheitlichen Schwierigkeiten eher aus der Ferne mitverfolgt hatten. Seit meiner Rückkehr war es das erste Mal, daß ich mit einem eher »offiziellen« Kreis konfrontiert war, also mit Leuten, die mich seit 1990 nicht mehr gesehen hatten. In den meisten Blicken las ich die kaum verhohlene Frage: »Hat dieser Typ denn noch alle beisammen?«

Nun ja, natürlich habe ich »noch alle beisammen«! Geist und Verstand können ein Koma, den Nebel nach dem Koma und die verschiedensten Frustrationen unbeschadet überstehen. Selbstverständlich funktioniert der Verstand nicht zwangsläufig nach dem Prinzip kommunizierender Röhren: weniger Körper – mehr Geist, denn dann wären alle körperlich Gelähmten Genies! Mein Verstand ist jedoch weder schlechter noch besser geworden. Statt dessen bilden sich die Sinne stärker heraus, wie das Gehör bei Blinden. Durch eine größere Sensibilität für meine Mitmenschen und für die Stimmungen, die sie ausstrahlen, spüre ich beispielsweise mit besonderer Intensität die Verlegenheit, die mein Körper und meine Stummheit auslösen. Nur Kinder benehmen sich ungezwungen:

»Warum läuft der Mann nicht? Warum spricht der Mann nicht?«

Wir feierten also meine Heimkehr, und mein Freund Louis-François flößte mir auf meine Bitte hin über meine Magensonde in regelmäßigen Abständen verschiedene Alkoholitäten ein. Ohne etwas vom Geschmack der Getränke zu haben, trank ich mir einen an. Inzwischen ist diese Sonde entfernt, und ich trinke Mineralwasser oder bei Gelegenheit ein Gläschen Punsch, dessen Aroma ich nun voll auskosten kann.

Dieser Abend war der Beginn meiner Rückkehr ins gesellschaftliche Leben. Um meine körperliche Untätigkeit zu kompensieren, konnte ich mir geistige Betätigungsfelder organisieren, die Konzentrationsvermögen erforderten. Zum Beispiel die Bridgepartien mit guten Freunden. Damit es für alle gleich schwer ist, dürfen die Gesunden ihre Karten nicht nach Farben sortieren, ganz wie es bei den großen Champions üblich ist. Für die Ansagen und das Ausspielen der Karten genügt eine kleine Erweiterung des Codes.

So kann ich auch »kleine Börsengeschäfte« machen, aber nicht im großen Stil spekulieren: Dazu braucht es andere Möglichkeiten. Ich kann auch Bücher und Zeitungen lesen, die man vor meine Nase auf ein Pult legt und deren Seiten von einem Freiwilligen umgeblättert werden. Alle diese Beschäftigungen sind eine willkommene Abwechslung zu den Fußballübertragungen im Fernsehen.

Zu einem normalen gesellschaftlichen Leben gehören auch Abendessen in der Stadt. Unser alter umgebauter Renault Espace kann mich und meinen treuen Rollstuhl so gut wie überallhin bringen. Und wenn ein Fahrstuhl kaputt oder zu eng ist, um uns aufzunehmen, werde ich von Männerarmen hochgetragen. Meine Freude an solchen Abendveranstaltungen hält sich in Grenzen, doch mein Leben als Ehemann nötigt mich dazu, obgleich das *Locked-in-Syndrom* seine Opfer nicht gerade zu begeisterten Partygängern macht, schon gar nicht die, die auch vor ihrem Unglück nicht viel für solche Vergnügungen übrig hatten.

Der Zeitverzug zwischen den Gesprächen ringsumher und meinen Beiträgen dazu besteht noch immer. Es kommt sogar vor, daß ich meine Ablehnung gar nicht mehr zum Ausdruck bringe, obwohl ich mit einem Diskussionspunkt, bei dem ich glaube, mitreden zu können, nicht einverstanden bin. Bei solchen Gelegenheiten ist es Stéphane, die über alles und nichts redet. Genauer gesagt, Stéphane redet über alles, während ich dazu verdammt bin, über nichts zu reden! Meine Frau ist so temperamentvoll, daß ihre Impulsivität das genaue Gegenteil zu meinem unfreiwilligen Schweigen bildet.

Dieser Zeitverzug ist vor allem auch im Hinblick auf meine Kinder eine heikle Geschichte. Nur meine ältere Tochter versteht meinen Code, während die beiden Kleinen den Sinn der Worte, die ich ihnen schreibe, nicht erfassen können, besonders dann nicht, wenn sie ihnen mehr als vierundzwanzig Stunden nach der Situation, auf die sie sich beziehen, vorgelesen werden. Ich tröste mich damit, daß ich meine Antworten auf ein einfaches Blinzeln für »ja« und auf zweimal Blinzeln für »nein« beschränken kann, während Kinder für gewöhnlich doch immer wissen wollen: »Warum ja?« oder noch viel häufiger: »Warum nicht?« Ich kann mir vorstellen, daß meine Stummheit einigen Eltern in diesem Zusammenhang als durchaus angenehm erscheinen muß.

Diese einzige Ausdrucksmöglichkeit schränkt meine Teilnahme an geselligen Plaudereien ziemlich ein, weshalb ich ihnen noch seltener zuhöre als früher.

Hin und wieder mit gesellschaftlichen Konventionen brechen zu können ist sehr reizvoll für mich.

Man nennt das die Kraft der Schwachen.

Heute, am 4. Juli 1996, liegt mein Zusammenbruch
genau sechs Jahre zurück.
Gewiß – ich denke, ich liebe, und ich schreibe.
Aber ich kann immer noch keine Hand heben.
Und ich kann nicht sprechen.
Heute bin ich wirklich schwermütig.

Emmanuel, mein Double

Als *Locked-in*-Patient brauche ich nahezu ständig ein Double, dessen wichtigste Aufgabe darin besteht, alles zu tun, was ich nicht selbst tun kann. Und das ist nicht wenig! Es fängt bei den einfachsten Dingen an, etwa eine Zeitungs- oder Buchseite umzublättern, und reicht bis zum Schwierigsten, nämlich für alle die zu dolmetschen, die meinen Code nicht kennen. Es ist ein äußerst heikler Job, denn man muß reagieren und eingreifen, ohne seine Kompetenzen als Vermittler zu überschreiten, muß sich in die Familie einfügen, ohne zu belasten, muß sich ihrem Rhythmus und ihren Aktivitäten anpassen, ohne jemals die eigene Zurückhaltung und die eigene Persönlichkeit aufzugeben.

Die Suche nach einem Double ist eine Übung, die Stéphane und ich nun schon seit Jahren praktizieren. Wir zählen die vergeblichen Versuche und die Rückzieher in letzter Minute schon gar nicht mehr — eine kosmopolitische Liste von Kandidaten, deren Mehrheit sich nach zwei Tagen durch den Job überfordert fühlte.

Diese Übung zielte vor allem darauf ab, einen Ersatz für Emmanuel zu finden, da die derzeit gültigen Arbeitsgesetze es nicht zulassen, eine

Pflegekraft vierundzwanzig Stunden am Tag und sieben Tage in der Woche in Anspruch zu nehmen...

Mit seinem schier grenzenlosen Humor ist Emmanuel die Freundlichkeit in Person. Außerdem schien er wenig beeindruckt vom Ausmaß der Aufgabe zu sein, die ihn erwartete und die ihm Stéphane bei seinem Einstellungsgespräch erläuterte. Als man ihm die Nachteile meiner permanenten Stummheit aufzählte, erklärte er: »Keine Sorge: Ich bin taub!«

Seit er im Frühjahr 1992 zu uns kam, sprühen seine Späße nach Art des beißenden Spotts der Pariser Straßenjungen beim kleinsten Anlaß los, ohne daß seine Professionalität darunter leidet. Vor allem entwickelte Emmanuel in den fünf Jahren Pflegedienst bei uns nahezu einen sechsten Sinn für das, was ich sagen will. Oftmals kann er ein Wort schon nach dem ersten Buchstaben vervollständigen oder auch den ganzen Satz, so wie ich ihn formulieren wollte. Diese Intuition ist weit mehr als bloßes Rätselraten und wird noch von dem angenehmen Verhalten gekrönt, das er meinen Freunden und Gesprächspartnern gegenüber unter Beweis stellt, die zögern und herumlavieren, bevor sie mich mit gezwungenem Lächeln begrüßen. Durch sein natürliches Wesen schafft Emmanuel es manchmal, die allgemeine Verlegenheit aufzulösen und ein Gespräch in Gang zu bringen. Selbst wenn es dann selten länger als fünfundzwanzig Sekunden dauert, ist das doch schon etwas!

Man muß viel Einfühlungsvermögen haben, um eine ungezwungene Atmosphäre um mich her schaffen zu können. Wenn ich, von Emmanuel geschoben, meine Kinder von der Schule abhole, nehme ich nicht nur meine Nachkommenschaft auf den Schoß, sondern auch noch Schulmappen, Mäntel und Mützen. So beladen, den Kopf extrem weggebogen und mit dem ewigen Spuckefaden im Mundwinkel, errege ich das Mitleid einiger Anwohner von Neuilly, so daß sie herankommen und mir ein paar Süßigkeiten anbieten, die ich als höflicher gebürtiger Auvergner nun mal nicht ablehnen kann.

Wenn sie wüßten, wie sehr es mich reizt, in diese ausgestreckten Hände zu beißen!

Die Aufgabe eines Doubles erfordert zahlreiche Qualitäten, die wir bei den anderen Anwärtern nicht immer fanden. Aber in guter Erinnerung ist mir Danièle geblieben. Trotz ihrer Spontanität war sie entspannt, freundlich, körperlich kräftig, hilfsbereit und gutherzig. Darüber hinaus fanden einige meiner Freunde sie »sehr gut gebaut«, was ja nicht schadet. Diesen vielen Vorzügen könnte man noch weitere hinzufügen, die allerdings ebenso im verborgenen blieben wie die Knutschflecke, die sie unter einem Halstuch zu verstecken suchte. Danièle geht zum Tai-chi, liebt schnelle Autos und dicke Muskeln. Wir vermissen sie auch wegen ihrer Sprüche, mit denen sie jeden Spaßvogel in den Schatten stellt.

Diese wertvollen Pflegekräfte tun weitaus mehr,

als nur meine reglosen Arme und Beine zu ersetzen. Sie sind die Protagonisten meiner Wiedereingliederung in ein fast normales Leben. Das ist ungeheuer viel.

Der Blick der anderen

Es gibt jedoch einen Kompetenzbereich, mit dem mich die Natur wohl für meine Behinderung entschädigen wollte: meine Fähigkeit, den Blick anderer Menschen auf mich fast sofort richtig einordnen und beurteilen zu können.

Eine um so interessantere Übung, als man sie mir überhaupt nicht zutraut. Das ist komisch und rührend zugleich! Der Rückgriff auf diese Fähigkeit ist mein wichtigster Zeitvertreib bei so unvermeidlichen Familienfesten wie Taufen, Hochzeiten oder Beerdigungen. Dann beobachte ich das recht wunderliche Gebaren alter Freunde oder entfernter Cousins, die so tun, als sähen sie mich nicht, bewußt die Augen abwenden und eine gigantische Energie darauf verwenden, mir aus dem Weg zu gehen. Ihr Verhalten verletzt mich nicht nur, sondern bereitet mir auch großes Unbehagen. Daß sie sich am Buffet gütlich tun, mag noch angehen. Daß sie mit der Hausherrin tanzen – na gut, meinetwegen! Aber warum haben sie vergessen, daß wir so oft zusammen gesungen haben?

Von der Ignoranz bis zur Flucht ist es nur ein kleiner Schritt. Ich erinnere mich noch an einen Abend, zu dem wir eingeladen waren, um den dreißigsten Geburtstag eines Freundes zu feiern. Nachdem ich in den vierten Stock eines Hauses ohne Fahrstuhl gehievt worden war, fand ich mich in einer Umgebung wieder, die das genaue Gegenstück zu der Stille war, die der Anwendung meines Codes förderlich ist, so daß ich unter den anwesenden »kräftigen Armen« nach solchen Ausschau hielt, die nüchtern genug sein würden, um mich wieder hinunterzutragen. Man hatte mich wie eine chinesische Vase mitten im Raum postiert. Es wäre vorteilhafter gewesen, mich vor die Toilettentür zu setzen und mir die Rolle einer Klofrau zuzuweisen.

Die meisten Gäste kannten mich nicht, und die übrigen waren in lebenswichtige Gespräche vertieft. Einige kamen zu mir und bekundeten eine triefende Freundlichkeit, die bis zur Infantilisierung ging.

Sicherlich verdanke ich diese Art der Reaktion meiner Bewegungsunfähigkeit. Sie löst dermaßen alberne Verhaltensweisen aus, daß ich mir ein lautes Auflachen nicht verkneifen kann – zum großen Befremden all derer, die ihren ganzen Mut zusammengenommen haben, um zu mir zu kommen. Sie hielten mich eigentlich für infantil. Jetzt steht für sie fest, daß ich total debil bin.

»Philippe, kennst du mich noch? Hier ist dein Onkel X! Du siehst aber gut aus! Und was für einen schönen Pullover er anhat!« Zum Weinen – vor Lachen.

In kürzester Zeit entwickelte ich also einen sechsten Sinn, der mir gestattet, die Denkweise meines

Gesprächspartners einzuschätzen, so daß ich ergründen kann, ob man ihn in die Kategorie »wirklich keine Chance« einordnen muß. Manchmal passiert es mir auch, daß ich auf den schrecklichen
Blick solcher Menschen treffe, die sich am Anblick
von Blut auf der Straße weiden, am Anblick eines vom Stier aufgespießten Matadors oder eines
Schlittschuhläufers, der bei seiner Vorführung zu
Boden stürzt.

Mein Freund Bruno erläuterte die Kreise, die es
je nach dem Grad der Nähe meiner Mitmenschen
zu mir gibt, auf seine Weise: Der erste Kreis besteht
natürlich aus den engsten Verwandten und Freunden. Der zweite aus Leuten, die ratlos sind und sich
davor fürchten, unbekanntes Terrain zu betreten.
Und im dritten sind schließlich alle die versammelt, die mich für schwachsinnig halten.

Mit nur einer Ausnahme wird der Code ausschließlich von einigen Mitgliedern des ersten Krei-
ses genutzt. Eine Freundin meiner Frau, ein durch
und durch »Versailler Charakter«, besticht durch
ihre bemerkenswerte Verwendung des Codes, obwohl wir uns höchstens zweimal im Jahr sehen.
Aude hat verstanden, wie wichtig Kommunikation
für mich ist.

Warum müssen mir Gedankenaustausch und Gespräch verwehrt bleiben? Ich bin zutiefst frustriert,
wenn Stéphane mitten in der lärmenden Menge
die einzige ist, die meine Worte entschlüsselt. Sie
schlägt mir das niemals ab und sagt oft, daß sie noch
niemanden gesehen hat, der soviel redet und gesti-

kuliert. Wünscht sie sich, daß ich mich noch mehr äußere?

Manchmal, wenn ich wie so oft aus heißen Debatten ausgeschlossen bin, bei denen alle auf einmal reden und ihre Bildung, ihren Humor und ihren Elan unter Beweis stellen, passiert es, daß ich für ein paar lange Minuten keinerlei Regung zeige und dann abrupt den Kopf fallenlasse. So gebe ich zu erkennen, daß ich mich in eine bemerkenswert fundierte Besprechung des letzten Films von Resnais einmischen möchte, um – nach der Uhrzeit zu fragen! Der Lacheffekt ist garantiert.

Bei solchen Essen kann ich mir aufgrund meiner körperlichen Schäden meine Nachbarn selbst aussuchen, meistens sind es Männer. Sie sind empfänglicher für die Anwendung meines Codes. Manchmal verlange ich zum Erstaunen der Stammgäste die Nähe zweier Damen. Dann tue ich so, als hätte ich einen nicht identifizierten Gegenstand im Auge und bitte sie um ihre Hilfe. Solange die Rettungsaktion nicht geglückt ist, habe ich sie auf meinem Schoß!

Der Blick der anderen ist auch der, den man auf der Insel Noirmoutier auf meinen Rollstuhl wirft. Was gibt es Unpassenderes als diesen Krüppel, der über den Atlantikstrand geschoben wird? Wenn ich Emmanuel bitte, mich in ein Schlauchboot zu setzen, und ich mich vom Spiel der Wellen schaukeln lasse, erhasche ich zuweilen ein paar zärtliche Gesichter.

Meine Freunde sind die
besten der Welt

Nach so einem Zusammenbruch hätte ich all meine Freunde verlieren können. Das war nicht der Fall. Trotzdem wäre es übertrieben zu behaupten, sie seien alle an meiner Seite geblieben. Nicht alle, aber fast alle. In der Liebe wie in der Freundschaft nennt man das Treue.

Sie begleiteten und unterstützten mich während meines Komas. Einige sind mir seitdem noch vertrauter. Andere haben sich entfernt, so wie François, mein Fußballkumpel aus dem Bois de Boulogne, der die besondere Atmosphäre von Garches und den Anblick meiner Leidensgefährten nicht lange ertrug.

Zu meinem ersten Lachanfall seit meinem Erwachen kam es im September 1990, als Antoine mir seine neue Brille vorführen wollte, die seine Kurzsichtigkeit korrigierte. Die Verwandlung seines Gesichts war so unerwartet und ulkig, daß mir fast die Luft wegblieb. Niemand hat je wieder eine Brille auf seiner Nase gesehen.

In Garches wurden die Besuche regelmäßiger: Florence, eine reizende Cousine, üppig und appetitlich wie eine leckere Süßspeise, kam oft vorbei und las mir in aller Ausführlichkeit aus *L'Equipe* vor, wobei sie die Namen der ausländischen Fußballspieler gehörig verhunzte.

Neben Ghislain und Antoine, den ersten, die mich verstanden, kamen nun auch die anderen, um mit mir zu sprechen und mir Neuigkeiten von draußen zu bringen.

Jetzt, da ich in »Levoilà« untergebracht bin, empfange ich all diese Freunde und noch ein paar andere ganz nach Art unserer Urgroßmütter in regelmäßigen Abständen zu Hause. Bruno kommt jede Woche vorbei und hält mich in geschäftlichen Dingen auf dem laufenden. Wir waren im gleichen Betrieb beschäftigt, und sein ältester Sohn, Paul, ist mein Patenkind. Ghislain, ein erstklassiger Unternehmer, findet die Zeit, mir bei allen wichtigen Fußballspielen Gesellschaft zu leisten. Der schon erwähnte Antoine erzählt mir mit dem für seine Heimat Berry typischen Witz die Klatschgeschichten der Gegend. Er hat es stets geschafft, unserer Beziehung eine gewisse »Kontinuität« zu erhalten. Sie ist der Beweis dafür, daß sich durch meinen Zusammenbruch nichts geändert hat als die Form. Er ließ mich meine Anomalie vergessen und konnte den Grad meiner Sensibilität genau ermessen. Er hilft mir mit seiner Offenheit, die Fallstricke, die mit meiner Behinderung verbunden sind, zu ignorieren; manchmal könnte es schon verlockend sein, die Situation auszunutzen.

Louis schließlich teilt meine Begeisterung für den Wald und seine Tiere. Das nimmt viel Raum in unseren langen Gesprächen ein. Wir lassen schöne Erinnerungen wiederaufleben, vor allem seinen Besuch zu Weihnachten 1991 bei mir. Er war zusammen mit Marie-Annick gekommen und wollte uns eröffnen, daß sie nach mehreren Jahren intensiven Nachdenkens beschlossen hatten, zu heiraten. Diese plötzliche Entscheidung überraschte uns, aber wir wollten sie an ebendiesem Tag noch viel mehr überraschen. Stéphane verkündete ihnen, daß sie schwanger sei. Ihnen gegenüber mußten wir nicht extra klarstellen, daß ich der mutmaßliche Papa war!

Meinen Freunden verdanke ich auch, daß ich noch immer meiner Jagdleidenschaft frönen kann. Da ich als kleines Kind sozusagen »hineingefallen« war, wie Obelix in den Zaubertrank, hatten der Wald, seine Tiere und die Hunde früher all meine Freizeit und Energie in Anspruch genommen. Ich verzichte hier darauf, die Freude zu beschreiben, die manche empfinden, wenn sie einer Meute auf der Fährte eines Tiers folgen. Das muß wohl an den Genen liegen. Da meine unversehrt geblieben sind, durchstreife ich das Unterholz zwar nicht mehr zu Pferd oder zu Fuß, wohl aber zusammen mit Jean-Louis. Als angesehener Holzfäller, genauer Kenner der Natur und erfahrener Jäger von Dachsen und Füchsen kennt er den Wald wie seine Westentasche.

In meinem Krankenhausbett habe ich oft über die spärlichen Möglichkeiten nachgedacht, dieser Welt nahe bleiben zu können. Nur eine Lösung kam in Betracht: Jean-Louis mit seinem herrlichen Tatendrang und seinem Sinn für schnelle Entscheidungen am Steuer seines Wagens mit Vierradantrieb. Vollkommen durchgeschüttelt und hin und her geworfen, mit häufigen Stoßverletzungen und nach einer mehrstündigen Fahrt auf den Waldwegen ganz krank, habe ich das Gefühl, mit dieser Welt und den Menschen, die sie bevölkern, in Verbindung zu bleiben. So am Steuer sitzend, erzählt mir Jean-Louis, was gerade so los ist und vom Leben in der Region. Das möchte ich keinesfalls missen.

Bei meinem ersten Ausflug seit meinem Zusammenbruch wollte es der Zufall, daß die Hunde den ältesten Hirsch des Reviers angriffen. Jahrelang hatte ich versucht, dieses herrliche Tier während der Brunftzeit mit dem Feldstecher zu beobachten. An diesem Tag suchten sich die Hunde unter anderen Hirschen gerade ihn aus, weil immer der schwächste das Jagdfieber der Meute auf sich zieht — ein Zeichen dafür, daß es an der Zeit war, ihn aus dem Verkehr zu ziehen. Das verzweifelte Röhren des Hirsches von La Boulée — so wurde er genannt — berührte alle Verfolger. Ich für mein Teil war tieftraurig über den Tod dieses Tiers. Er verdeutlichte auf grausame Weise das Verschwinden eines ganzen Teils dessen, was ich liebte und was meine Gedanken ständig beschäftigte.

Ich muß lächeln, weil ich an meinen Schwiegervater denke, der seiner Tochter am Vorabend unserer Hochzeit ganz im Vertrauen zuflüsterte, daß meine Lebensweise mich im Grunde von den Verlockungen des Ehebruchs fernhält. Auch jetzt, da ich gelernt habe, die Bedeutung dieser Leidenschaft zu relativieren, behält mein Schwiegervater recht.

Ich möchte noch zwei Freunde erwähnen, die in ihrer Radikalität einen gewissen Hang zum Anarchismus haben. Das ist zweifellos auch der Grund, weshalb sie mir so wichtig sind. J.P.V. hielt mit seinen Ansichten nie hinter dem Berg und schreckte weder vor Provokationen noch vor »Bösartigkeit« zurück.

Und Cheucheu, ein Freund aus der Kinderzeit, tut, was ihm gefällt. Zwangsläufig bleibt er nirgendwo auf Dauer: Er kommt mal eben vorbei. Wenn er schlafen gehen möchte, setzt er seine Gäste ohne viel Federlesens vor die Tür, oder er verabschiedet sich von seinen Gastgebern, kaum daß er den letzten Bissen runtergeschluckt hat. Wenn er irgendwo eingeladen ist – seine Redegewandtheit und seine Frohnatur stehen hoch im Kurs –, beruft er sich ungeniert auf eine kolossale Müdigkeit, auf ein Aufstehen in aller Herrgottsfrühe oder auf die dringende Notwendigkeit, seinem Kumpel Vigand zu helfen, aus der Senkrechten in die Waagerechte zu kommen. Ich unterstütze ihn dabei, indem ich ein unglaubliches Gähnen unterdrücke.

Manchmal habe ich Lust, so wie Cheucheu alle Konventionen über den Haufen zu werfen. Doch meine Achtung vor Stéphane ist der Grund dafür, daß ich ein Abendessen noch nie vor der Zeit abgebrochen habe, und sei es um den Preis einiger Rückenschmerzen.

Die Gegenwart all dieser Freunde, ihre Großzügigkeit und Beständigkeit zeigen meiner Frau, daß sie in ihrer schwierigen Lage nicht allein ist. Sie alle wirken am Ausbau meiner Selbständigkeit mit und tragen dazu bei, daß mein Hauptziel Wirklichkeit wird: für meine Umwelt sowenig belastend wie möglich zu sein.

Eine richtige Familie

Ein *Locked-in*-Patient, das wird der Leser verstehen, kann nicht allein leben. Gewiß, es gibt Emmanuel mit meinen Ersatzarmen und Ersatzbeinen. Doch die familiären Beziehungen nehmen trotzdem eine ungeahnte Dimension an. Gerade deshalb möchte ich natürlich mit diesen wenigen Zeilen über die Menschen schreiben, die unmittelbar von meinem Unglück betroffen sind. Ganz offensichtlich war ihre Hölle eine andere als meine. Es heißt oft, erst in der Not offenbart sich, was in einem steckt. Was meine Familie zeigte, ist eine ausführliche Betrachtung wert.

Ist meine Schwester glücklich? Diese Frage stelle ich mir jetzt seit zwanzig Jahren. Wie die anderen weiß auch ich keine Antwort darauf. Gibt es die überhaupt?

Pascale heiratete zunächst Hervé, einen höchst ehrgeizigen jungen Mann aus Lyon, obgleich sie schon am Hochzeitsmorgen die baldige Scheidung vorausahnte; dann Roger, einen glänzenden Golfer mit einem leichten Hang zur Spielleidenschaft, aber durchaus charmant und sehr freundlich, zu freundlich vielleicht... Er zeugte drei Kinder mit ihr. Pascales häufige Besuche in Garches beschleunigten die unvermeidliche Trennung. Jetzt teilt sie ihr Leben schließlich mit Patrice, einem argwöhnischen Notar aus Berry, der ein schönes Beispiel für ihre ewige Suche nach Schwierigkeiten ist.

Es ist kompliziert, weil es gar nicht leicht sein kann. Wir alle unterliegen dem Rhythmus der Streitereien und Versöhnungen von Patrice und Pascale. Die Lage ist so unbeständig, daß wir oft zeitlich hinterherhinken. Wenn wir annehmen, in einem Hafen höchster Glückseligkeit zu landen, geraten wir mitten auf ein Schlachtfeld. Ich glaube, wir sind inzwischen alle sehr vorsichtig geworden! Da ich selbst von Patrices plötzlichen Stimmungswechseln auch nicht verschont bleibe, nehme ich an, daß er zwischen mir und den anderen keinen Unterschied macht. Dafür sei ihm gedankt!

Pascale, die sehr selbstlos und aufopferungsvoll ist, engagierte sich in den beiden Krankenhausjahren beträchtlich. Sie blieb nicht unberührt von den düsteren Fluren in La Salpé, wo ein Unglücklicher zu sehen war, der bei wer weiß welcher Katastrophe beide Arme und beide Beine verloren hatte, und ebensowenig vom beifälligen Schnalzen unseres Gefährten mit dem Schädeltrauma, der immer beim Anblick ihrer kurzen Röcke auftauchte. Pascale konnte so ihren Hang zur Fürsorglichkeit ausleben. Wie Emmanuel lernte sie unmittelbar durch die Praxis, und zwar sehr gut. Einer Gottesanbeterin gar nicht unähnlich, fühlt sich Pascale gern als

Besitzerin derer, denen sie sich nähert. Seither verbindet uns eine ungewöhnliche Komplizenschaft.

Ein weiterer »Vorteil« meines Unglücks ist, daß ich meinen Vater nun besser verstehe. Früher hatten wir Meinungsverschiedenheiten, die auf dem Generationskonflikt beruhten. Seit ich stumm bin, hat sich unsere Beziehung erheblich verbessert. Mein Vater ist sehr redselig, fast schon geschwätzig, und die Monologe bekommen ihm prächtig. Ich vermeide in seiner Gegenwart heikle Themen und übe so Geduld und Toleranz. Für den Computer spare ich mir nur wichtige Fragen auf.

Gemeinsam denken wir viel über die Zukunft nach, was bei einem zweiundsiebzigjährigen Mann und seinem an allen vier Extremitäten gelähmten Sohn erstaunlich anmuten könnte. Ich hatte das Gefühl, daß mein Vater jünger wurde, nachdem er sich einigermaßen davon überzeugt hatte, daß ich mein Mißgeschick verkraftete. Einmal schrieb ich ihm, man dürfe niemals zeigen, daß man keine Kraft mehr hat. Eine Schwäche zu offenbaren – und ich denke, ich weiß, was das ist – bedeutet, sich den verschiedensten Angriffen auszusetzen.

Für meine Mutter war mein Unglück nach dem kurz zuvor erlittenen Verlust ihres Vaters und dann ihres Bruders eine zusätzliche Katastrophe. Da uns keine gemeinsamen Leidenschaften verbinden (wie das mit Papa der Fall ist), setzt sie ihren Möglichkeiten entsprechend alle Hebel in Bewegung, damit mein Alltagsleben leichter wird. Ohne sie wären einige »Annehmlichkeiten« meines jetzigen Lebens nicht einmal vorstellbar. Obgleich sie immer wachsam in bezug auf unsere Zukunft ist, überläßt sie es oft anderen, sich um die Gegenwart zu kümmern. Trotzdem ist es nicht so einfach, stets für ein gutes Klima zwischen meiner Mutter und ihrer Schwiegertochter zu sorgen. Während der etwas »lebhaften« Auseinandersetzungen hindert mich meine unfreiwillige Wortkargheit daran, die Diskussion in ruhigere Bahnen zu lenken. Wenn ich schriftlich einschreiten will, erfordert das größte Behutsamkeit sowohl beim Einsatz von Humor als auch von Entschiedenheit. Manchmal ist es schwer, Feuer und Eis unter einen Hut zu bringen!

Mein Vater und meine Mutter, die von meinem Unglück geschockt waren, wie nur Eltern es sein können, akzeptierten mich von dem Tag an, als sie das Maß meiner Unabhängigkeit erkannten, endlich als eigenverantwortlichen Erwachsenen.

Trotz seiner blauen Augen, über die soviel geredet wurde, ist Pierre durchaus der Sohn seines Vaters. Er wurde im Juni 1992 geboren. Für diejenigen, die aufgrund dieses Datums gewisse Zweifel hegen, möchte ich klarstellen, daß Pierre nach meinem Zusammenbruch gezeugt wurde. Und denen, die die Fähigkeit eines *Locked-in*-Patienten, seinen ehelichen Pflichten nachzukommen, womöglich in Frage stellen, kann ich mit Freuden verkünden, daß mein Sohn nicht durch die Mitwirkung des Heiligen Geistes entstanden ist.

Eines Abends im November 1991 kam Stéphane mit einem undeutlichen Ultraschallbild in mein düsteres Zimmer in Garches. Zu diesem Zeitpunkt war der Verlauf meiner Leiden noch nicht absehbar. Doch der Wunsch, Leben zu zeugen, war stärker, und für mich war es der sensationelle Beweis einer Auferstehung. Ich hatte natürlich im Kopf, daß dieses Kind all das tun konnte, wozu ich nicht mehr gekommen war.

Wie sein Vater hat auch Pierre viel Zeit im Sitzen verbracht. Er zwinkerte mit den Augen, bevor er sprechen konnte. Wenn es nach ihm geht, sieht und hört er nur das, was ihm paßt. Im Alter von zwei Jahren fragte er mich regelmäßig, ob er fernsehen dürfe. Meistens verbot ich es ihm, indem ich zweimal zwinkerte, um »nein« zu sagen. Als Emmanuel ihn aber eines Tages trotz meines Verbots wie gebannt vor dem Bildschirm ertappte, entgegnete er ihm: »Heute darf ich. Papa hat zweimal ja gesagt!« Wie könnte man angesichts solcher Schelmerei ungerührt bleiben?

Etwa zu dieser Zeit erlebten wir beide ein unangenehmes Abenteuer, das böse hätte ausgehen können. Ich saß mit Pierre auf dem Schoß in meinem Rollstuhl und wartete auf dem Gehsteig auf Emmanuel, der noch die Haustür abschloß. Plötzlich setzte sich mein Rollstuhl rückwärts in Bewegung, und wir landeten mitten auf der stark befahrenen Straße. Pierre schrie für zwei. Emmanuel konnte uns gerade noch rechtzeitig auf den Fußweg zurückziehen.

Die zahlreichen Kapriolen meines Sohnes müßten gelegentlich von einer männlichen Stimme im Zaum gehalten werden, der Stimme eines Vaters auf zwei gesunden Beinen. Da ich ihm weder guten Tag noch gute Nacht sagen kann, spart auch er an dieser Stelle. Ich kann ihn nicht umarmen, nicht mit ihm spielen, ihm nicht die Tiere im Wald zeigen. Dementsprechend spärlich sind auch seine Anstrengungen mir gegenüber. Dennoch verhält sich Pierre nicht anders als seine Schwestern, wenn die ganze Schar zusammen unterwegs ist und besonders dann, wenn wir von vielen Leuten umgeben sind. Sie weichen nicht von meinem Rollstuhl, und ich spüre sie ganz dicht bei mir, als seien sie so stärker und gefestigter. Vielleicht kann der Anblick dieses von seiner Nachkommenschaft umringten, bewegungsunfähigen Vaters diejenigen nachdenklich stimmen, die meinen Geist für ebenso arm an Gefühlen halten, wie mein Körper an Bewegungen ist.

Es kommt vor, daß sich Pierres Stimme überschlägt und er seine kleinen Muskeln spielen läßt, um keinen Zweifel daran zu lassen, wer hier der Mann ist. Das schockiert seine Schwestern dann manchmal.

Er hat die blauen Augen seines Großvaters mütterlicherseits und den flachen Hintern seines Großvaters väterlicherseits, einen Hintern, den er sich, die Hände in der zu weiten Hose versenkt, unablässig kratzt.

Zu meinem großen Bedauern sitzen wir noch nicht in fröhlicher Gemeinsamkeit vor Fußballübertragungen oder Rugbyspielen im Fernsehen. Vielleicht später einmal ...

Man kann nicht behaupten, daß ein »Vater auf Rädern« eine Katastrophe für ihn ist. Sein Verhalten ist ganz normal, wenn man mal von den schlüpfrigen Liedern absieht. Ich habe ein paar gute Freunde in Verdacht, meine vorübergehende Schwäche auszunutzen, um ihm ein paar große Klassiker beizubringen. Er spielt mit meiner Invalidität, indem er regelmäßig die Schlaffheit meiner Arme und Beine prüft, und macht sich einen Spaß daraus, mein Augenzwinkern nachzuahmen.

Wenn Pierre sich die Photoalben der Familie aus der Zeit vor 1990 ansieht, als sein Vater Emmanuel offenbar nicht brauchte und noch wie alle anderen Papas aussah, fragt er mich manchmal, ob ich je wieder laufen werde. Ich antworte ihm, daß das unwahrscheinlich ist.

Ab und an hole ich ihn von der Schule ab. Er macht es sich auf meinem Schoß bequem, so daß er mich im Winter wärmt und im Sommer vor der Sonne schützt. Ich warte immer abseits vom Gedränge auf ihn, um ihn nicht in Verlegenheit zu bringen. Seine Schulkameraden haben mich erkannt, und ein paar von ihnen dürften wohl nicht versäumen, ihm zu sagen, daß sein Vater unnormal ist.

Er sammelt die Briefchen, die ich ihm schreibe, und zieht sie der akustischen Wiedergabe vor, die meinen Computer inzwischen komplett macht, dessen nüchternen Tonfall er aber nicht leiden kann.

Obwohl er sonst eher auf seine Mutter fixiert ist, entdeckte er auch die Autorität seines Vaters, als Stéphane einmal nicht da war. Ich hatte damals die Aufgabe übernommen, mich um seinen Zeitvertreib und die Organisation seiner Spiele zu kümmern. Als er plötzlich so von mir abhängig war, wurde er viel zutraulicher.

Eines Morgens, als Stéphane mit den Mädchen auf dem Weg zur Schule war, kam Pierre in unser Bett gekrochen, um brav auf seine Stunde zu warten. Wir waren beide allein, und ich hätte ihn nicht daran hindern können, eine Flasche Fleckenwasser zu trinken. Er drehte sich langsam und fragend zu mir um. Dann lächelten wir uns an. Ich hatte das Gefühl, daß er ganz genau verstanden hatte.

Ein paar Monate später hörte ich in der Abgeschiedenheit eines Zimmers, von dem aus ich alles, was im Haus vor sich ging, mitverfolgen konnte, ohne gesehen zu werden, wie sich Juliette und Pierre laut stritten. Von seiner Schwester zur Weißglut gebracht, erklärte dieser plötzlich: »Wenn du nicht aufhörst, sage ich es Papa!« Meine Mühen wurden endlich belohnt!

Juliette, die einige Monate vor meinem Zusammenbruch zur Welt kam, hat keinerlei Erinnerung an ihren gesunden Vater. Ich sollte die wenigen faszinierenden Monate verpassen, in denen sich ein

Baby in ein Kind verwandelt und all das offenbart, was für den Rest seines Lebens seinen Charakter ausmachen wird. Also habe ich meine Juliette an den Wochenenden und in den Ferien entdeckt, die meine Krankenhausaufenthalte unterbrachen, während sie versuchte, einen behinderten Vater mit ihrem Weltbild zu vereinen. Im Sternzeichen des Stiers geboren, ist sie angriffslustig, zugleich aber immer schüchtern und sinnlich, so daß sie sich aus dem Treiben um sie herum zurückzieht. Sie ist eine Einzelgängerin, aber außerordentlich interessiert an allem, was um sie her geschieht. Ihre − unwiderruflichen − Meinungen brauchen allerdings Verstärkung von seiten ihrer Mitmenschen, weshalb sie am meisten unter meiner Stummheit leidet. Wie ihr Großvater väterlicherseits braucht auch Juliette zur Bekräftigung ihrer Gedanken die Zustimmung anderer.

Nach dem Tod ihres Urgroßvaters − für sie der erste Anlaß, sich mit dem Sterben auseinanderzusetzen − erklärte sie jedem, der es hören wollte: »Es ist nicht so schlimm, daß Papa behindert ist. Hauptsache, er lebt!«

Juliette war es auch, die einmal von meiner unvorhergesehenen Abwesenheit am stärksten erschüttert war. Nachdem ich zu Routineuntersuchungen für einen halben Tag ins Krankenhaus gegangen war, blieb ich letztlich eine ganze Woche dort. Juliette glaubte, daß die Sache langsam ins Stocken geriet.

In ihrer großen Neugier für alles, was sie umgibt,

stellt sie täglich tausend Fragen. Leider kann ich ihrer Mutter nicht dabei helfen, sie zu beantworten! Wenn es sich ergibt, daß ich der einzige »verfügbare« Elternteil bin, kommt Juliette zu mir, stellt eine Frage und beantwortet sie sich dann selbst. Gibt es mehrere Möglichkeiten, entscheidet sie sich stets für die beste Lösung – wahrscheinlich, um mir lange Begründungen zu ersparen. Oder weil ihr die Entschlüsselung meines Codes allzu schwierig erscheint.

Die Methoden, mit denen meine Tochter mir ihre Liebe beweisen wollte, erwiesen sich nicht immer als angenehm. Als sie gerade zwei Jahre alt war, wäre ich um ein Haar elend an einer kleinen Mohrrübe erstickt, die sie ausgegraben, sorgfältig abgewaschen und mir dann gewaltsam in den Mund gestopft hatte. Sie hatte vergessen, daß ich ausschließlich pürierte Speisen zu mir nehmen konnte. Stéphane, die dazukam, rettete die Situation.

Juliette besaß auch ein Meerschweinchen, dem alle Mitglieder der Familie ihre Zuneigung bekunden mußten. Eines Abends wurde Lulu, so hieß es, auf meinem Hals vergessen. Von einem natürlichen Bedürfnis getrieben, entledigte sich dieses Tier einiger winziger Klümpchen, die sich anschickten, in meinem Luftröhrenschnitt zu verschwinden. Ich konnte auf der Stelle Emmanuel alarmieren. Vorsichtig entfernte er diese von ihm nicht identifizierten Objekte, die schnurstracks auf dem Weg in meine Lunge waren.

Gegen Ende der Kurzurlaube, die ich während

meiner Krankenhauszeit im Kreis meiner Lieben verbringen durfte, war ich bei dem Gedanken an die Rückkehr stets deprimiert, so wie Heiminsassen und Urlauber eben betrübt sind. In Gedanken nahm ich Juliette mit, damit sie mir in meinem Gefängnis Gesellschaft leistete. Ihr kleiner Körper, rosig und rund, ihr lockiges Haar und die Musik ihrer »Oui« (in ihrem Französisch: »Viii!«) halfen mir, nicht unterzugehen.

Dieses Gefängnis war nicht außerhalb meines Körpers, sondern in ihm.

Inzwischen tut Juliette, deren Mutterinstinkt bereits erwacht ist, so, als passe sie auf mich auf, wenn kaum jemand im Haus ist. Trotz der beruhigenden Gegenwart von Emmanuel verkündet sie entschieden, daß sie bei ihrem Papa bleiben will, was sie nicht daran hindert, sich zum hundertsten Mal einen Trickfilm anzusehen oder auf den Tasten ihres Klaviers herumzuklimpern.

Ich glaube, Juliette findet auf diese Weise ihren Frieden.

Capucine, unsere ältere Tochter, überraschte unsere Freunde immer wieder mit der eigenwilligen Anhänglichkeit, die sie mir gegenüber bewies. Seit sie laufen konnte, suchte sie den Kontakt zu mir und weigerte sich, von anderen Schultern oder anderen Armen als meinen getragen zu werden. Ich glaube, die Ausflüge, zu denen ich sie mitnahm, um sie an meiner Tierliebe teilhaben zu lassen, sind ihr noch heute im Gedächtnis. Um die Natur und ihre Geheimnisse besser zu ergründen, konzentrierte sich Capucine andächtig darauf, den reglosen Hirsch, das fliehende Reh oder einen Fuchs im hohen Gras auszumachen. Sie ertrug auch den Reif des Februar, um die ganze Zauberwelt eines vereisten Weihers im Dämmerlicht zu entdecken.

Unmöglich, diese Augenblicke der Gemeinsamkeit zurückzuholen. Jetzt ist da ein Rollstuhl zuviel.

Heute sind diese Streifzüge meist auf die Krankenhausflure beschränkt. Ich habe Juliette auf dem Schoß, und Capucine schiebt mich, wobei sie aus Versehen andere, weniger flinke Invaliden mitreißt.

Mein Zusammenbruch verstärkte Capucines Veranlagung zu früher Reife. Nie ließ sie sich von den entsetzlichen Hustenanfällen oder vom Erbrechen in den unpassendsten Momenten beeindrucken, und schon zeitig nahm sie Zuflucht zu geistigen Beschäftigungen. Sie war von Anfang an neugierig auf meinen Code und beherrschte ihn im Handumdrehen und sogar geschickter als einige meiner besten Freunde.

Ich war immer ein begeisterter Fußballfan und Fußballspieler. Sie ist es insofern auch geworden, als sie zu den Fußballübertragungen ein Trikot von Paris Saint-Germain anzieht und sich bei mir nach meiner Lieblingsmannschaft erkundigt, um sie sogleich zu der ihren zu machen. Ihre Kommentare, die aus der Zeitschrift *Onze Mondial* stammen, ergänzen die der Kenner auf liebenswerte Weise.

Beständig von dem Wunsch getrieben, immer noch mehr und Größeres zu vollbringen – etwa ein paar Seiten zusätzlich zu lesen, ihren Pullover auszuziehen, obwohl es draußen kalt ist, oder noch zwei Kilometer mit dem Rad zu fahren, nachdem sie schon fünfzig zurückgelegt hat –, ist Capucine eine Anhängerin des »bis-zum-Äußersten«, was sich auch in den familiären Spannungen widerspiegelt, die sie auf die Spitze treiben kann. Da sie sich ihrer Extreme sehr wohl bewußt ist, verzichtet sie gegebenenfalls darauf, mein an sie gerichtetes Zwinkern zu übersetzen, mit dem ich eine durchaus berechtigte Schimpfkanonade ihrer Mutter bekräftigen will.

Trotz ihrer Jugend und ihres stets ungestillten Bedürfnisses nach Anerkennung und Normalität kam, was mich betrifft, von meinen Kindern nie ein verletzendes Wort und nie ein spöttischer Blick. Stéphanes Anteil an diesem keineswegs abgewerteten Bild, das sie von ihrem Vater haben, ist beträchtlich. Wenn sie mit mir reden, mich ausfragen oder mich einfach ansehen, haben sie keinen Behinderten, sondern einen Papa vor sich.

Darüber hinaus scheint Capucine ihren Vater, der trotz seines Unglücks eher lächelt, aufrichtig zu bewundern.

Schlechte Ware

Vor fünfzehn Jahren, unmittelbar bevor ich Stéphane fragte, ob sie ihr Leben mit mir teilen
wolle, wußte ich noch nichts davon, daß ich ihr diese Frage im nächsten Augenblick stellen würde.
Keinerlei Vorsatz, sondern ein plötzlicher Entschluß,
mit der Gewißheit gefaßt, das große Los gezogen zu
haben. Ich habe mich nicht geirrt, besonders im
Hinblick auf die letzten sechs Jahre nicht.

Wir heirateten also am Ende eines schönen Sommers nach der heiligen Formel: vereint in guten
wie in schlechten Zeiten.

Die schlechten Zeiten kennen wir inzwischen.

Zu unserem achten Hochzeitstag kam Stéphane
die schwere Aufgabe zu, mich über die Art meines
Leidens, seine wahrscheinlichen Folgen und meine
Heilungschancen aufzuklären. Ich kann mir gut
vorstellen, wieviel Mut sie brauchte, um diesen
schrecklichen Urteilsspruch zunächst selbst zu akzeptieren und dann die Worte zu finden, um ihn
mir mitzuteilen. Der schwankende Zustand meiner
Geistesschärfe in der Zeit nach dem Koma ermöglichte es mir zuzuhören, ohne mit der Wimper
zu zucken und ohne die Tragweite der Katastrophe
zu ermessen. Auch an Stéphane waren diese zwei

Monate, in denen sie täglich an meiner Seite war, nicht spurlos vorübergegangen. Erst nach der Geschichte mit dem Biß in Philippes Finger konnte sie sicher sein, daß ich im Vollbesitz meiner geistigen Kräfte war. Dieser Biß in den Finger rettete mich nicht nur vor dem Pflegeheim, in dem ich innerhalb weniger Monate von allen vergessen gewesen wäre, er bedeutete auch das Ende einer ständigen Angst für sie. Sie brauchte diese Hoffnung zu diesem Zeitpunkt viel mehr als ich.

Der Weg, den wir auf ihre Initiative hin zurücklegten, ist gigantisch.

Wenn ich meinem Leiden heute eine positive Seite abgewinnen sollte, so wäre es das sichere Wissen um die Liebe, die ich für meine Frau empfinde, und zwar nicht nur aus Dankbarkeit (wollte ich damit anfangen, mich bei ihr zu bedanken, würde ich das von morgens bis abends tun), sondern weil ich gelernt habe, sie zu lieben.

Stéphane könnte sich mit Recht beklagen, daß man ihr »schlechte Ware« angedreht hat. Sie muß den Anblick ihres Mannes mit seinem schief hängenden Kopf, mit dem herunterlaufenden Speichel und mit dem verkrümmten Rücken und Hals ertragen. Ich erspare mir dieses Bild, indem ich Spiegel und spiegelnde Glasscheiben wohlweislich meide. Ist das eine Strafe Gottes? Sie muß nahe daran sein, das zu glauben. Aber Strafe wofür? Die Sünde muß wirklich groß gewesen sein.

Der Fortbestand einer gesunden Zweierbeziehung beruht auf einem Gleichgewicht, das schwer zu finden ist. Unser neues Leben verlangt jedem von uns eine Anpassung ab, die nicht reibungslos vonstatten geht. Meine zunehmende Unabhängigkeit erlaubt mir sogar, bei einem Ehekrach das Feld zu räumen, wenn der Kampf außer Kontrolle gerät. Wie sagt mein Freund Louis so schön: Die Geduld einer Frau ist wie ein Gummiband. Sie dehnt sich und dehnt sich und hält enorm viel aus. Doch dann kann sie ohne Vorwarnung ganz plötzlich reißen. Warum also sollte man bis an diese Grenze gehen? Genausogut kann man nach einem Rezept suchen, um diesen Spielraum eben nicht auszureizen. Lange habe ich geglaubt, daß aus dem spärlichen Repertoire meiner Reaktionsmöglichkeiten für die Bewältigung ehelicher Schwierigkeiten das Lachen das Allheilmittel sei. Es dauerte mehrere Monate, bis ich begriff, daß das Lächeln eher reizte als beruhigte, mit dem ich versuchte, die Situation zu entschärfen, nachdem ich Stéphane aufgrund meines verschleimten Luftröhrenschnitts (was sich wohl noch schlimmer als Schnarchen anhört) in nur einer Nacht zehnmal mit ohrenbetäubenden Hustenanfällen geweckt hatte. Ich erreichte genau das Gegenteil von dem, was ich beabsichtigte.

Angesichts so vieler Prüfungen mußte Stéphane nun plötzlich allein entscheiden und handeln. Zu den wenigen Menschen, die ihr in diesen Jahren der Verzweiflung nachhaltig zur Seite standen, gehörten ihre Eltern, die soviel Feingefühl besaßen, immer dazusein, wenn es nötig war, stets bereit, sich um ihre Enkel zu kümmern, wenn die Lage unerträglich wurde. Sie bewiesen Herzensgüte, ohne je zur Last zu fallen, und behandelten mich nach wie vor wie einen »normalen« Schwiegersohn und nicht wie den Schuldigen am Unglück ihrer Tochter.

Logischerweise entwickelte sich Stéphanes Unabhängigkeit im selben Rhythmus weiter wie meine eigene. Seit zwei Jahren beugt sie sich dem Dienstplan eines Büros. Ihre Arbeitgeber haben Verständnis für ihre plötzliche Abwesenheit, wenn sie für einen Pfleger, der mich versetzt hat, einspringen muß. Im Krankenhaus wurde ich immer unruhig, wenn ich wußte, wann meine Frau wieder gehen würde. Zu Hause wollte ich wissen, wann sie zurückkam. Jetzt bin ich nicht mehr so aufgeregt, aber doch stets froh, wenn ich höre, wie sie die Haustür aufschließt.

Stéphane stellt nach wie vor ihre Kinder und ihren Mann in den Mittelpunkt ihres Lebens. Sie weist die Anstürme mitleidiger Freundlichkeit zurück, die mich in einen Zustand der Minderwertigkeit setzen: »Was für ein scheußliches Leben! Wie hältst du das bloß aus?« Und sie lehnt jede hierarchische Bewertung unserer beiderseitigen Verdienste ab. Diese Hölle ist unsere, und niemand wird sich damit brüsten können, auch nur ein einziges Mal gehört zu haben, daß sie sich beklagte. Andere wiederum sagten Stéphane immer aufs neue, daß ihr Schicksal außergewöhnlich ist. Dabei hätte ihr das Gewöhnliche so gut zu Gesicht gestanden...

Ich glaube, unser Zusammenleben gelingt uns vor

allem dank des Rhythmus und der Energie, die Stéphane ihrer Umgebung auferlegt. Ganz als würde
die Inszenierung unserer miteinander verbundenen
Schicksale Leere und Schwermut nicht aushalten.

Vertrauen? Das ist gegenseitig vorhanden. Jedenfalls schützen mich meine derzeitigen Verführungs-
künste vor so mancher Versuchung. Was mich nicht
daran hindert, von meinem Rollstuhl aus forschen-
de und neugierige Blicke zu entsenden, denn meine
Augen sind in der richtigen Höhe für eine ungehin-
derte Sicht auf die Hintern der Damen und ihre
möglicherweise überflüssigen Pfunde.

Wenn Stéphane früher ohne mich ausging und
die üblichen Regeln der Eleganz berücksichtigte, fiel es mir schwer, sie von denen der Verführung
zu unterscheiden. Wenn ihre Abendgarderobe heute reizvoll ist, empfinde ich keine Eifersucht mehr,
sondern ein tiefes Ungleichgewicht zwischen ihrer
Schönheit und meiner Quasimodo-Erscheinung.

Im Gegensatz dazu scheint sich Stéphane überhaupt nicht zu schämen, wenn sie mit ihrem Invaliden spazierengeht, den sie in regelmäßigen Abständen auffordert, zu schlucken und sich gerade-
zuhalten.

Ich verdanke meiner Frau meine erfolgreiche
Wiedereingliederung, meinen Wiederaufbau, meine »Auferstehung«. Und das alles durch die perfekte Organisation eines Umfelds, das besser nicht sein
könnte. Ich bin ihr auch dafür Dank schuldig – und
das ist das Entscheidende –, daß sie mir geholfen
hat, die Momente der Verzweiflung abzuwehren.

Und jetzt?

Am 4. Juli 1990 wurde ich zum zweiten Mal geboren. Dieses zweite Leben, das mir gegeben wurde, ist so anders, daß es das vorige nach und nach überdeckt. Ich schreibe »gegeben«, weil ich nie eine Wahl zwischen Annahme und Ablehnung hatte. Es genügt, daß eine kleine Arterie platzt, und schon wird das verlängerte Rückenmark für ein paar Sekunden nicht mehr durchblutet. Der Tod ist die Folge. Für mich ist der Strick des Gehängten gerissen. Warum platzt eine Arterie? Niemand weiß das. Die Auswirkungen eines schweren oder harmlosen Autounfalls, ein Sturz vom Pferd, verschiedene Erschütterungen... Braucht man wirklich unbedingt eine Erklärung? Das Wunder besteht nicht so sehr in dem gerissenen Strick als vielmehr in dem Weg, der seitdem zurückgelegt wurde.

Diese neue Existenz begann mit dem Tag, als ich meinen Code benutzen und mich also verständlich machen konnte. Ich blinzle, also bin ich!

Wenn man nach dem Koma vollkommen gelähmt und stumm aus dem Nebel auftaucht, gibt einem vor allem die Fähigkeit zu kommunizieren die Kraft, die eigene Lethargie zu überwinden, so wie ein leichter Luftzug einem Verschütteten, der nach einem Erdbeben unter den Trümmern begraben ist, die Kraft verleiht, so lange gegen die Wände zu schlagen, bis die Rettungskräfte ihn finden.

Gewiß, die Wiedergeburt meines Körpers geht eher langsam vonstatten. Aber trotzdem: Wieviel Stunden der Arbeit verbrachte ich gemeinsam mit Logopäden und Krankengymnasten! Wieviel geschulte Frauen und Männer gaben sich die Klinke in die Hand, um zu versuchen, wieder Leben in meine Gliedmaßen und meine Stimmbänder zu bringen! Nur die Gesunden wissen nicht, wieviel Hoffnung und Verzweiflung in diesen Stunden lagen. Da waren Christian, der sehr kompetent war, aber allzu schnell vorwärtskommen wollte, und Sandrine mit den zärtlichen Händen. Einige von ihnen wollten meinen Code nie lernen, als seien die Empfindungen ihres Patienten für sie nicht von Bedeutung. Doch Pierre Moreau machte sich diese Mühe: Er begleitet mich seit vier Jahren mit viel Geduld und Beobachtungsgabe. Er weiß – und zwar besser als ich –, was machbar ist und was eventuell noch verbessert werden kann.

Trotzdem, die Bilanz ist nicht gerade aufsehenerregend. Halb im Spaß und halb im Ernst antwortet Bruno allen, die sich nach meinen Fortschritten erkundigen, daß ich keine mache. Er hat recht und unrecht zugleich. Meine Fortschritte sind für viele unsichtbar. Meine Angehörigen freuen sich mit mir über jeden Millimeter, den ich der Reglosigkeit abtrotzen kann. Diese Millimeter sind für alle, die an meiner Seite kämpfen, unentbehrlich. Was die Sprecherziehung angeht, ist es wohl besser, nicht darüber zu sprechen! Für eine eventuelle Besserung arbeite ich gemeinsam mit Patrick Tomatis, einem großen Yoga-Meister, an meiner Atemtechnik.

Nachdem ich noch vor kurzem nicht einmal in der Lage war, mehr als hundert Kilometer zurückzulegen, kann ich mich jetzt überallhin bewegen, vorausgesetzt, die Finanzen lassen es zu. Eine perfekte materielle Organisation durch Stéphane und Emmanuels Selbstlosigkeit gestatten mir die verrücktesten Abenteuer. Unlängst konnte ich mit dem Flugzeug nach Sizilien fliegen und dort mit meiner Familie im Feriendomizil Club Med meinen vierzigsten Geburtstag feiern, womit ich Stéphane bewies, daß ich ihr bis ans Ende der Welt folgen kann, wenn sie das will.

Worüber sollte ich mich also beklagen? Meine Schlaffheit hindert mich nicht daran, einige Freuden zu genießen, die mich davor bewahren, körperlos zu werden.

So zum Beispiel die Freuden des Wassers und der Schwerelosigkeit beim täglichen Bad. Trotz der permanenten Gefahr, daß ein Tropfen direkt in meine Lunge spritzt, gebe ich mich ganz in die Hände der Krankenpfleger. Einige von ihnen haben verstanden, daß ihre Handgriffe mehr sind als bloße Körperpflege. So auch Madame Buchy, die den Zauber dieser Augenblicke bedenkenlos in die Länge zieht.

Oder die Freuden der guten Küche, die ich nach

dem Weglassen des ekelhaften Pamps wiederentdeckte, den man mir immer mittels Magensonde verabreicht hatte. Ich kann gar nicht genug von diesen Kochkünsten bekommen, auch wenn die Zerkleinerung der Speisen den Geschmack abschwächt. Leider werden diese Festessen häufig durch ein geräuschvolles und schmerzhaftes Verschlucken gestört, das ich nicht kontrollieren kann.

Und schließlich — und das ist das Wichtigste — bleiben mir die Freuden der Liebe, die wir vor Pierres Zeugung wiederentdeckten. Leider bin ich nicht nur meiner Beweglichkeit, sondern auch aller Gesten beraubt, mit denen ich dieses Spiel in grenzenloser Zärtlichkeit begleiten möchte: mit einer Hand sanft durch Stéphanes Haar fahren, ihre Lippen mit meinen suchen, meinen schützenden Arm um ihre Schultern legen ... Obwohl die Musik der Wörter nicht durch einen kalten, distanzierten, lautlosen und manchmal falsch verstandenen Code wiedergegeben werden kann, bin ich mir sicher, daß Stéphane errät, was ich ihr in den Momenten höchster Lust gern ins Ohr flüstern würde.

Die Normalisierung meiner Aktivitäten ist so bemerkenswert, daß ich an die Wiederaufnahme meiner Berufstätigkeit und an den Einsatz meiner Fachkenntnisse in einem Landwirtschafts- oder Umweltministerium denken kann.

Sieben Jahre lang habe ich vor allem andere Menschen sich um mich kümmern lassen.

Nun ist es an der Zeit, daß ich mich um andere kümmere.

Das eigentliche Hindernis ist meine Stummheit. Zum Teil wird sie durch den Computer und meinen Code wettgemacht. Aber eben nur zum Teil, denn sie bringt zeitliche Verzögerungen mit sich. Um eine Seite zu schreiben, brauche ich immer noch zwei Stunden, und fünf Minuten Augenzwinkern entsprechen einem Gespräch von zwanzig Sekunden. Diese ständige Verspätung ist auf quälende Art frustrierend. Wenn ich einen Satz beginne, weiß ich bereits, wie er enden soll, doch das ist bei meinem Gesprächspartner nicht der Fall, der ebenso ungeduldig wie ich zum Schluß kommen will. Versuchen Sie sich einen Dialog vorzustellen, bei dem einer der Protagonisten nur alle dreißig Sekunden ein Wort spricht! Dieses Tempo ermüdet den redegewandten Partner, der sich leicht korrigieren und dem Faden seiner wechselnden Gedanken folgen kann. Ich dagegen habe nur einen Versuch, und das macht den Austausch ärmer. Ich verwende also eine besonders große Sorgfalt darauf, Wörter zu wählen, die ich auch formulieren kann, zumal der Code einige Lücken aufweist. Einem Freund antwortete ich auf seine Frage nach dem Titel eines Films, der mir gefallen hat: »Rancon«. Das sagte ihm überhaupt nichts. Er fragte mich, ob der Titel vollständig sei, ob er vielleicht aus zwei oder drei Wörtern bestand oder ob es sich möglicherweise um spanisches Experimentalkino handelte. Nach einigen Augenblicken der Ratlosigkeit brach er in schallen-

des Gelächter aus. Nicht »Rancon« sondern »Ran-
çon« (Lösegeld) mußte es heißen. Er hatte vergessen, daß es in meinem Code keine Cedille gibt!

Die Faulen, die nur wissen, daß einmal blinzeln
»ja« und zweimal blinzeln »nein« heißt, glauben,
das Problem mit Hilfe von Fragen umgehen zu
können. Allerdings muß man die auch formulieren
können! Wenn sie offen bleiben, wie zum Beispiel
bei: »Gehst du lieber ins Kino oder ins Theater?«, ist
es mir unmöglich, mit ja oder nein zu antworten.
Außerdem versuche ich, mich nicht von einer Lita-
nei geistloser Fragen in die Enge treiben zu lassen,
die das Gespräch unfruchtbar machen, da sie auf
alle Feinheiten verzichten.

Das Fehlen jeglicher Intonation bei meinem
Augenzwinkern führt manchmal zu überraschenden
Ergebnissen. Chantal, eine meiner häuslichen Pfle-
gekräfte, entschlüsselte einmal den Satz: »Gehen
Sie...« Ihre Stimmung in diesem Augenblick ließ
sie verstehen: »Ich will Sie nicht mehr sehen!«
Dabei wollte ich ihr nur bedeuten, daß es höchste
Zeit sei, schlafen zu gehen. Sie hatte die nächsten
Worte nicht abgewartet: »... sich ausruhen!«

Diese ärgerlichen Verzögerungen sind schnell
vergessen, sobald der Humor meiner Kinder dazu-
kommt. Vor kurzem war Pierre allein mit mir,
drehte sich unversehens zu mir um, als ich mit Hilfe von »James« klingelte, und sagte: »Du brauchst
gar nicht zu läuten: Deine Frau ist nicht da!«

Vor meinem Zusammenbruch hatte ich versucht, meine Wünsche, meine Arbeit und meine Familie unter einen Hut zu bringen. Für meine Familie hatte ich nicht mehr Zeit als ein paar Sonntagnachmittage und dabei das Gefühl, am Wesentlichen vorbeizuleben.

Warum wurde plötzlich alles anders? Mein Fall ist jetzt soweit geklärt. Das heißt, ich kann mich nun um andere kümmern und die wunderbaren Freuden genießen, die aus der Liebe meiner Angehörigen erwächst und aus der Nähe meiner Familie, meiner Eltern, meiner Schwester und meiner Freunde. Ihre Unerschütterlichkeit bestimmt die Konturen meines Lebens und der Hoffnung, die es in sich trägt.

In ein paar Jahren wird die Gewohnheit das Ihre getan haben. Dann werden wir vergessen haben, daß es ein »Vorher« gab. Jetzt, da ich an diese Zeit denke, zerreißt es mir noch immer das Herz.

Meine Gefühle haben sich mit der Zeit verändert. Ich kenne kein größeres Glück als einen Spaziergang unter den Kastanienbäumen von Neuilly, wenn mein Sohn Pierre auf meinem Schoß sitzt und ich spüre, wie seine kleinen Finger über meinen Handrücken galoppieren.

Ich hatte einen Traum:
Ich werde wieder sprechen und gehen können.

Oktober 1995 – Juli 1997

»Zum Unmöglichen ist niemand
verpflichtet.«

STÉPHANE

*für Capucine, Juliette
und Pierre*

Flashback

Auf einem Foto, das kurz vor dem Unglück aufgenommen wurde, ist ein Paar mit zwei kleinen Mädchen zu sehen. Wir stehen vor unserem Landhaus im Allier, einem Landstrich in Mittelfrankreich, wo wir immer die Wochenenden und unseren Urlaub verbringen. Philippe stammt aus dieser Gegend, an der wir sehr hängen.

Auf dem Bild ist er dreiunddreißig Jahre alt, und ich bin achtundzwanzig. Wir sind seit dem 11. September 1982 verheiratet. Eine Heirat, die vier Monate nach unserer ersten Begegnung bei einer Freundin zu Weihnachten beschlossen wurde. Ein schneller, doch überlegter Entschluß. Wir liebten uns.

Der dynamische, unermüdliche, anspruchsvolle, feinfühlige und eigensinnige Philippe war eher unersättlich lebenslustig als ehrgeizig. Und er besaß eine höchst seltene Eigenschaft: Leidenschaft. Eine grenzenlose Leidenschaft für die Tiere, für den Wald und vor allem für die Forstwirtschaft, einem Betätigungsfeld, dem er sich, wenn es einträglicher gewesen wäre, gern gewidmet hätte.

Unser erstes Ehejahr verbrachten wir in den USA, einem Land, das ich liebte und in dem ich schon gelebt hatte. Philippe war nicht so begeistert wie ich, aber es war trotzdem ein glückliches Jahr. Genauso wie die folgenden, die von Sorglosigkeit, Spaß, Festen mit Freunden und Wochenenden im Bourbonnais oder anderswo geprägt waren, von all den Dingen also, die man nimmt, wie sie gerade kommen, und die man schließlich für selbstverständlich hält. Ein Leben wie ein Wirbelwind, in ständiger Bewegung, das uns beiden rundherum gefiel.

Die Geburt von Capucine im Oktober 1985 und die von Juliette im Mai 1989 haben uns in unserem Elan nicht gebremst. Nach und nach wurden wir, ohne es zu merken, seßhaft. Philippe war Controller im Verlag Hachette, und ich arbeitete als Werbechefin in einer Agentur. Sein Job bestand darin, weit im voraus zu planen, zu entscheiden und zu handeln, während ich unter Zeitdruck ackern mußte. Mit anderen Worten, wir hatten beide eine Arbeit gefunden, die unserem jeweiligen Temperament entsprach. Diese unterschiedlichen Veranlagungen führten zuweilen zu lauten Szenen ohne tiefere Bedeutung. Philippe, der in zärtlichen Momenten Philou hieß, mußte sich dann »Vigand« nennen lassen. Nur selten wurde es ernster. Wir liebten uns und waren glücklich. Philippe widmete sich seinem Beruf, der Jagd und dem Golfspiel – einer weiteren Leidenschaft von ihm. Und was mich angeht, hatte ich eine Glückssträhne: Ich fand zunehmend Gefallen an meinem Berufsleben, verdiente meinen Lebensunterhalt und war wie jeder anständige Werbechef ständig im Streß.

Für den Sommer 1990 hatten wir herrliche Urlaubspläne: eine Woche Tunesien, Philippe und ich ganz allein, und danach wollten wir mit den beiden Mädchen ins Baskenland, wo wir ein Haus gemietet hatten. Es sollte das erste Mal sein, daß wir unsere Ferien nicht im Allier verbrachten.

Klick.

Ich sehe mir das Photo nicht gern an. Doch ohne es und ohne all das, was es darstellt, wäre nichts von dem, was dann kam, möglich gewesen.

Der Zusammenbruch

Am 4. Juli 1990, knapp eine Viertelstunde nach meiner Ankunft im Büro, klingelte das Telefon. Ein Kellner aus einem Café teilte mir mit, daß meinem Mann auf der Straße schlecht geworden sei und daß man ihn gerade mit dem Krankenwagen abgeholt habe. Besorgt, aber nicht in Panik, raste ich zum Krankenhaus von Neuilly. Im Auto fiel mir ein, daß Philippe einen Monat zuvor, als es uns endlich einmal gelungen war, uns ein Wochenende zu zweit, also ohne die Mädchen, zu organisieren, eine schreckliche Migräne gehabt hatte, viel stärker als die Kopfschmerzen, die er sonst kannte. Ich hatte von fünf bis acht Uhr morgens die umliegenden Dörfer abgeklappert, um ein Medikament aufzutreiben, das ihm Linderung verschaffen konnte. Als die Migräne dann wieder weg war, verzichtete Philippe darauf, die Sache in irgendeiner Form untersuchen zu lassen.

In der Notaufnahme ließ man mich länger als eine endlose halbe Stunde warten. Ich nahm ein Buch aus meiner Tasche und versuchte zu lesen, bis schließlich der Assistenzarzt kam und mir eröffnete, daß Philippe unter starken Kopfschmerzen litt, eine beruhigende Diagnose, die in seltsamem Kon-

trast zu dem hastigen Hin und Her des Pflegeper-
sonals stand, das ich am Ende des Flurs bemerkte.
Als ich endlich in das Krankenzimmer durfte, bemühten sich fünf Leute um Philippe, der auf der
Seite lag und sich pausenlos übergab. Sein Gesicht
hatte einen Ausdruck, den ich überhaupt nicht an
ihm kannte. Er konnte noch sprechen und mir von
seiner seltsamen Übelkeit erzählen, dann bat er
mich, einen befreundeten Chirurgen zu benachrichtigen. Obwohl dieser mitten in einer Operation
steckte, war er so freundlich, mir telefonisch zu
raten, schnellstmöglich ein Szintigramm anferti-
gen zu lassen.

Wir rasten mit einem Rettungswagen in ein
Krankenhaus in Saint-Cloud. Philippe lag auf einer
Trage und öffnete von Zeit zu Zeit die Augen, um
mir ein liebes Wort zu sagen. Und um sich laut zu
fragen, was mit ihm los war, denn er verstand das
alles nicht. Ich auch nicht, aber ich versuchte auch
gar nicht erst, es zu verstehen. Ich hatte keinen
Grund, den Ärzten zu mißtrauen. Die damals noch
wenig verbreitete Szintigraphie garantierte höchst
gründliche Untersuchungen mit zuverlässigen
Resultaten. Die Untersuchung an Philippe hatte
nichts ergeben, es gab also keinen Grund zur Panik.
Auch wenn das im krassen Gegensatz zu der Realität stand, die ich vor Augen hatte.

Ich kannte mich damals weder mit Ärzten noch
mit Krankenhäusern aus. Nie eine Operation oder
ein gebrochener Arm, gar nichts. Meine einzige
Erfahrung in dieser Richtung waren meine beiden

Entbindungen. Es blieb mir nichts anderes übrig, als blindes Vertrauen zu den Menschen zu haben, die sich seines Falls annahmen und schon seit den Morgenstunden den ganzen Tag an seinem Bett verbrachten.

Nach der Rückkehr ins Krankenhaus von Neuilly eine neue Untersuchung, die, wie man mir mitteilte, einen Ausfall der linken Seite zeigte. Was sollte das heißen, ein Ausfall der linken Seite? Niemand erklärte es mir. Entweder sie wußten es nicht, oder sie wollten es mir nicht sagen. Wie dem auch sei, es änderte überhaupt nichts: Sie konnten nichts tun.

Philippe, dem sein ernster Zustand in diesem Moment vielleicht »bewußter« war als mir, bat mich, ihn nicht allein zu lassen und die Nacht an seiner Seite zu verbringen. Ich verabschiedete mich also nur für eine halbe Stunde, um ein paar Sachen einzukaufen und meine Mutter anzurufen, damit sie Juliette von der Tagesmutter abholte und bis zum Schlafengehen betreute. Dann telefonierte ich mit meinen Schwiegereltern, die mit Capucine auf der Insel Noirmoutier im Urlaub waren, und erzählte ihnen, daß ihr Sohn nach einem Unwohlsein im Krankenhaus lag.

In der Nacht spitzten sich die Ereignisse zu. Gegen zwei Uhr morgens wollte Philippe aufstehen, um zur Toilette zu gehen, doch er konnte sich nicht auf den Beinen halten. Ich konnte ihn nicht stützen. Ich war allein, ohne eine Menschenseele, die mir hätte helfen können. Ich traute mich nicht, um Hilfe zu rufen, ich hatte Angst, und ich merkte, wie mich Panik erfaßte. Es war das letzte Mal, daß ich Philippe auf eigenen Füßen stehen sah.

Um sechs Uhr morgens antwortete er mir nicht mehr. Sein rechter Arm ließ sich nicht mehr bewegen, und er versuchte verzweifelt, ihn anzuheben, wobei er seinen linken Arm zu Hilfe nahm und sich sichtlich quälte. Abgesehen von diesem reglosen Arm schien sein Körper aber noch einigermaßen intakt zu sein.

Um neun Uhr hatte der Arzt bereits seine Verlegung beschlossen. Nach Lariboisière, Intensivstation. Warum dorthin? Weil da ein Bett frei war? Weil der Stationsarzt ein Freund des Arztes aus Neuilly war? Ich werde es nie erfahren. Der Krankenwagen fuhr mit dem Tempo eines Formel-1-Wagens durch Paris. Philippe hatte die Augen geschlossen und war vollkommen bewußtlos, aber ich war davon überzeugt, daß er mich hören konnte. Ich durfte ihn bis zum Eingang der Intensivstation begleiten, dann schickte man mich weg: Ich könne dort nun nichts mehr tun, dürfe aber zu den Besuchszeiten wiederkommen. Das war zweimal am Tag jeweils eine halbe Stunde, einmal um 13 Uhr und einmal um 20 Uhr.

Mein Vater kam zu mir ins Krankenhaus und erwies sich wie immer bei schweren Schicksalsschlägen als wunderbare, tatkräftige Stütze. Er half mir zwei Stunden lang, sämtliche Verwaltungsformalitäten hinter mich zu bringen, und ging dann mit mir in ein Café, wo wir beide ohne große Überzeugung versuchten, einen Happen zu essen, um die Zeit bis zu meinem ersten Besuch totzuschlagen.

Es war ein entsetzlicher Schock. Ich hatte meinen unverletzten Mann morgens um halb zehn verlassen und fand ihn keine vier Stunden später an lauter Geräte angeschlossen. Schnüre, Schläuche und Apparate überall, seine Augen mit Klebeband verschlossen. Ich war am Boden zerstört. Ich starrte auf die Geräte und war sprachlos. Ich brachte kein Wort heraus. Das kam erst später mit der schrecklichen Gewohnheit. Für den Augenblick wünschte ich mir nur, daß er das alles gut überstand. »Das« war der Klinikchefin zufolge ein Koma, die Folge eines Gefäßverschlusses, dessen Ausmaß sie nicht kannte.

Erst ein paar Tage später wagte sie die Diagnose eines *Locked-in-Syndroms*. Da mir dieser unbekannte, rohe Ausdruck überhaupt nichts sagte, nannte sie noch andere Begriffe, die genauso unverständlich und verschwommen waren: eine Schädigung der Medulla oblongata, der letzten Hirnnerven... Aber was ist denn die Medulla oblongata? Und die letzten Hirnnerven? Was genau bedeutete das?

Daß Philippe nach dem Koma gelähmt sein würde. Einfach gelähmt. Wie stark, das wußte sie nicht. Ich war wie vom Donner gerührt, als diese Diagnose wie ein Fallbeil auf mich niederging. Eine Krankenschwester erläuterte noch, daß »Philippe mit

ein bißchen Glück in einem Jahr einen kleinen Finger bewegen kann«. Da ich mir nicht vorstellen
konnte, daß sie sich einen zweifelhaften Scherz
erlaubte, versuchte ich zu begreifen, was sie mir
damit sagen wollte, aber das war unmöglich. Ich
kannte Philippe: Er würde da besser herauskommen als jeder andere.

Mein eigenes Koma

Unser Leben war in tausend Stücke zersprungen, aber hartnäckig ordnete es sich trotz des Chaos wieder neu. Manchmal hat man weder die Zeit noch die Muße, in sich zu horchen und zu ergründen, ob man die Heftigkeit des Schlags ertragen kann. Fassungslos und betäubt, aber standhaft reagierte ich auf die dringendsten Notwendigkeiten: weiterleben und alles tun, damit Philippe mir in das folgen konnte, was plötzlich wie ein höchst gewagtes Abenteuer aussah.

Zwei Monate lang fuhr ich zweimal täglich ins Krankenhaus. Zur Mittagszeit holte mich Bruno, ein treuer Freund, aus dem Büro ab, und wir schlangen im Auto schnell ein Sandwich runter, während wir über alles mögliche sprachen, oft über Philippe, aber auch über all die kleinen Dinge, die das Leben zu dem machen, was es ist. Manchmal kam Bruno mit ins Krankenzimmer, manchmal wartete er draußen auf mich. Abends sprang ein anderer ein und versuchte sich spontan als Chauffeur-Begleiter-Beistand der ganz besonderen Art!

Philippes Freunde erwiesen sich als wunderbar. Sie waren allgegenwärtig, hilfreich, liebevoll und wußten instinktiv, was getan werden mußte, um uns zu unterstützen. Ohne um irgend etwas bitten zu müssen, war ich dank ihrer Hilfe niemals allein. Weder auf dem Weg ins Krankenhaus noch abends. Immer war einer da, der mir ein gemeinsames Essen vorschlug oder mit mir ausging, damit ich nicht einsam in verzweifelte und entmutigende Grübeleien versank. Zwei Monate lang bewiesen sie mir unablässig, daß es ein Leben außerhalb dieses Glaszimmers gibt, das man nie anders als in der Montur eines Außerirdischen betrat.

Zwei Monate sind eine lange Zeit. Was konnte ich dem Mann sagen, den ich liebe und der so kaum den Eindruck erweckte, daß er mich hörte? Wie sollte ich meine eigene Ängstlichkeit vertreiben, und wie konnte ich einen Hauch von Leben in diesen schrecklichen Käfig dringen lassen, wo die lebenden Toten mit den entsetzten Lebenden auf Tuchfühlung sind? Ich redete über alles mögliche, über die Kinder, den Job, die Kriegsgerüchte am Golf. Aber manchmal war es schwer, Worte zu finden, und wenn sie nicht mehr kamen, massierte ich Philippes Füße, um mit ihm in Kontakt zu bleiben, die einzige Stelle seines Körpers, die einigermaßen erreichbar war, ohne daß man Gefahr lief, durch eine ungeschickte Bewegung ein Gerät abzuschalten. Nach einem Monat dieser sehr persönlichen Behandlung hatte er keine Schwielen mehr, und seine Füße waren wieder so weich wie die eines Babys. Die ganze Hornhaut, die sich in dreiunddreißig Jahren Laufen angesammelt hatte, war verschwunden. Und mit ihr alles, was mit dem

Leben, wie wir es gekannt hatten, mehr oder weniger zu tun hatte. Mit unserem Leben.

Auf der Intensivstation war Philippe unter den Unfallopfern, den Niedergeknüppelten, den Tumorkranken und den Zusammengeschlagenen die Ausnahme. Aber darauf bildete ich mir wahrhaftig nichts ein! Bei jedem Besuch wartete ich zusammen mit den anderen Familien auf die Erlaubnis, den Glaskäfig zu betreten. Mehr als einmal kam es vor, daß sich das ohnehin qualvolle Warten erschreckend in die Länge zog. Dann ahnten wir, ohne auch nur ein Wort miteinander zu wechseln, daß sich nur wenige Schritte entfernt einer unserer Angehörigen endgültig verabschiedete. Wir sahen uns schweigend an, als ob nichts wäre, aber wohl jeder betete insgeheim, daß das Drama an ihm vorübergehen möge... Ein befremdliches Gefühl. Dieses sonderbare Hoffen, das den Tod eines anderen voraussetzt.

Einmal, als ich bei Philippe war, hörte ich im Nachbarzimmer ungewöhnliche Geräusche. Die Geräte arbeiteten auf Hochtouren, die Familie geriet in Panik, die Krankenschwestern hatten alle Hände voll zu tun. Und dann nichts mehr. Ein undurchdringliches Schweigen und ein Tuch vor der Glasscheibe – das Zeichen, daß alles aus war. Vom Koma bis zum Tod ist es nur ein winziger Schritt!

Am nächsten Tag wiederholte sich diese Szene, diesmal allerdings in unserem Zimmer. Hysterische Maschinen, durchdringendes Piepen, und ich wie versteinert, den Blick auf die Pulskurve gerich-

tet, die zwischen Maximum und Minimum aus-
schlug. Die Schwestern schickten mich raus. Eine
Viertelstunde später holten sie mich ins Zimmer
zurück. »Es geht wieder«, eröffneten sie mir mit
jener Ruhe, die nur aus Erfahrung erwächst, auch
aus der schlimmsten.

Ein paar Tage oder Wochen später kam es noch
einmal zu der gleichen Szene. Zwei »septische
Schocks«, die Zufuhr von Enzymen, die das gesamte Immunsystem lahmlegen. Unter diesen Bedingungen reagiert ein Organismus offenbar um so
empfindlicher schon auf die kleinste Mikrobe, je
gesünder er ist. Philippe hatte das Pech, kernge-
sund zu sein, gesund wie im Bilderbuch, durchtrai-
niert, athletisch und aktiv. Genug Trümpfe, die ihn
vor jeglichem Schaden hätten bewahren müssen.

Zweimal also sind wir knapp an der unwiderruflichen Katastrophe vorbeigeschlittert, und zweimal
hatte ich, nachdem der Schreck verflogen war, das
Gefühl, daß Philippe meine Anwesenheit nutzte,
um mich wissen zu lassen, daß in seinem Innersten
noch alles in Bewegung und am Leben war – auch
auf die Gefahr hin, die Schwelle zu überschreiten,
von der es kein Zurück mehr gibt.

Es gibt ohnehin kein leichtes Koma, aber seines
war ganz besonders mit Komplikationen aller Art
belastet. Zu den beiden septischen Schocks kamen
(in ungeordneter Reihenfolge) außerdem: eine
Pneumopathie mit Rippenfellinfektion, Atembe-
schwerden, die einen Luftröhrenschnitt erforderlich machten, und, durch die Sommerhitze begün-

stigt, eine ernste Austrocknung, die ihn wie einen Gekreuzigten aussehen ließ, den man von seinem Kreuz abgenommen hatte und der nun in seinem Leichentuch dahinsiechte. Sein Körper, der bei seiner Ankunft auf der Station so muskulös gewesen war, war nach dem Verlust von etwa dreißig Kilo jetzt nur noch ein verzerrter Schatten seiner selbst.

In den allerersten Nächten rief ich zwei-, dreimal auf der Intensivstation an, um mich zu vergewissern, daß alles in Ordnung war, wenn man das überhaupt so nennen konnte. Dann sah ich ein, daß es wichtiger war, zu schlafen, um den nächsten Tag durchzuhalten. Denn es würde immer wieder ein Morgen geben, dessen war ich sicher. Ein Morgen danach ...

Philippe hatte mir immer vorgeworfen, daß ich nicht im voraus planen kann. Meine Fähigkeit, in den Tag hinein zu leben und die Dinge im letzten Augenblick zu erledigen, konnte ihn zur Weißglut treiben. Aber ebendiese Gabe, zu leben, wie es gerade kam, hat mich in den ersten Monaten gerettet. Wäre ich wie er gewesen und hätte pausenlos in die Zukunft geschaut, hätte ich mir eine Kugel in den Kopf gejagt.

Meine Arbeit half mir, nicht schlappzumachen. Zum Glück steckten wir gerade mitten in den Jahresberichten, eine stressige Zeit, die ich nutzte, um mich in meine vielen Unterlagen zu vertiefen, wobei es Ehrensache für mich war, sie pünktlich

fertigzustellen. Doch oft untergruben die Mittags-
pausen meine Konzentration und erschütterten
meine Willenskraft. Gegen 15 Uhr kam ich voll
Panik zurück ins Büro und sagte mir, daß Philippe
draufgehen würde, daß man mich anrufen würde
oder daß am Abend das Tuch vor der Glasscheibe
hängen und der Käfig leer sein würde...

Auch in der Agentur hatte ich wunderbare
Freunde. Ich fühlte mich geborgen, umsorgt und
unterstützt. Philippes Zusammenbruch hatte eine
sagenhafte Kette der Solidarität ausgelöst. Alle
bewiesen eine Großzügigkeit, die ich bis dahin
nicht für möglich gehalten hatte und die viel dazu
beitrug, daß ich mit dem Kopf über Wasser blieb.
Was hätte ich ohne unsere Freunde getan, was wäre
ohne sie aus uns geworden? Und ohne meine
Eltern, die die Kinder in ihre Obhut nahmen und
seither unentwegt eine unentbehrliche Hilfe sind?
Ohne meine Freundin Véronique, die sich, kaum
von ihrer Hochzeitsreise zurückgekehrt, anstands-
los von ihrem frischgebackenen Ehemann verabschiedete und bei mir übernachtete? Ohne all die
anderen, mit denen ich zu tun hatte und die mir an
jeder Station dieses Leidenswegs zeigten, daß Liebe und Freundschaft oft grenzenlos sind? Dieser
ganze Alptraum sollte zumindest den einen Vorteil
haben, daß er gewaltige Kräfte freisetzte. Das ist
viel mehr als ein einfacher Trost.

Code und Kommunikation

Philippe erwachte genauso aus dem Koma, wie er hineingefallen war. Sehr sanft und schnell zugleich. Nach und nach wurden die Geräte abgeschaltet.

Natürlich war ich glücklich und erleichtert, dem Schlimmsten entkommen zu sein, aber zu behaupten, ich wäre vor Freude an die Decke gesprungen ... Kurioserweise begann ich das ganze Ausmaß seiner Behinderung erst bei seinem Erwachen zu erkennen. Sein Körper mager und leblos. Sein Gesicht entstellt und asymmetrisch. Dazu der beeindruckende Luftröhrenschnitt, der mit einer langen Sonde mehrmals täglich gesäubert werden mußte. Eine Fehlfunktion der Schweißdrüsen, die dazu führte, daß er ständig schweißgebadet war. Nicht eine Bewegung. Nicht ein Wort. Die einzige wirkliche Veränderung war, daß das Klebeband, das seine Augenlider verschlossen hatte, entfernt worden war. Jetzt blinzelten sie. Und ich hing an seinen Augen, in denen ich ihn wiederfand. Man sagte mir, daß er mich hören und verstehen kann. Aber wie sollten wir miteinander sprechen? Kuckuck, ich bin's, erkennst du mich? Und weiter? Einmal Blinzeln heißt ja, zweimal Blinzeln heißt nein. Gar nicht so einfach, zwischen dem absichtlichen Zwinkern und dem Reflexblinzeln zu unterscheiden. Man mußte lernen, die richtigen Fragen zu stellen. Man konnte nicht mehr sagen: »Soll ich das Fenster aufmachen oder lieber das Rollo runterlassen?«, denn er hatte keine Möglichkeit, darauf zu antworten. Man ging also mit Methode vor. »Soll ich das Fenster aufmachen?« Wenn das bejaht wurde, wunderbar, dann war man fertig. Wenn nicht, fragte man weiter: »Soll ich das Rollo runterlassen?« Wenn das wieder verneint wurde, setzte man fort: »Soll ich es lassen, wie es ist?« Das nennt man Entscheidungsfragen. Ich war die einzige, die davon überzeugt war, daß Philippe darauf antwortete. Das medizinische Personal betrachtete mich voller Mitgefühl. Na ja, wenn es mir Spaß machte...

Vor sieben Jahren wußten 99,9 Prozent der Ärzte und selbst der Neurologen absolut nichts über das *Locked-in-Syndrom.* Und selbst wenn sie schon davon gehört hatten, hatten sie so einen Fall doch noch nie aus der Nähe gesehen. Mit anderen Worten, obgleich ihre verschwommenen Kenntnisse auf diesem Gebiet ihnen die Behauptung gestatteten, daß das Gehirn unbeschädigt sei, verriet ihr ganzes Verhalten die Überzeugung, es hier mit einem Debilen zu tun zu haben. In La Pitié, wohin man Philippe verlegt hatte, machte sich der Arzt nicht mal die Mühe, ihm guten Tag zu sagen, wenn es ihn zufällig in sein Krankenzimmer verschlagen hatte. Er sprach mit mir, als sei Philippe gar nicht da oder jedenfalls so, als könne er uns weder hören noch verstehen. Nebenbei bemerkt machte überhaupt niemand auch nur den geringsten Versuch, mit ihm zu sprechen. Und das ging lange Zeit so.

Ohne je direkt etwas zu sagen, versuchte das gesamte Krankenhauspersonal mir verständlich zu machen, daß die Situation irreparabel sei und daß ich gar nicht soviel Kraft für diesen armen Kerl aufzubringen brauchte. Während ich mich ständig über die nebulösen Prognosen ärgerte, stürzte ich mich trotz allem auf das betretene Schweigen und die alarmierenden Kommentare, die ich herauslocken konnte und die mich jedesmal zur Verzweiflung trieben.

Um in Erfahrung zu bringen, was uns erwartete, wollte ich andere *Locked-in*-Patienten sehen. Da ich mich in meiner Umgebung etwas umhörte, lernte ich zwei, drei Leute kennen, die von solchen Fällen wußten, aber sie nannten mir weder den Namen noch andere Angaben dieser Leidensgefährten und verschwiegen mir alle Einzelheiten, die deren körperliche Genesung betrafen. Angesichts dieser stummen Verschwörung fühlte ich mich damals einsam, frustriert und nur wenig unterstützt. Im nachhinein bin ich ihnen für ihr Schweigen und ihre Untätigkeit dankbar. Wenn ich im August 1990 andere »lebendig Eingesperrte« gesehen hätte und mir dadurch unsere Genesungschancen klargeworden wären − in unserem Fall also eine eindeutige Perspektivlosigkeit oder das, was man gemeinhin darunter versteht –, hätte ich den Kampf wohl nie aufgenommen. In gewisser Weise hatten die Ärzte schon recht, als sie mir sagten, daß nichts zu erwarten sei. Man muß damit leben und sich Schritt für Schritt daran gewöhnen. Man kann bestimmte Etappen nicht schlagartig überwinden und sich nicht von heute auf morgen sagen, daß es kein Wunder, sondern nur winzige, unsichtbare Fortschritte geben wird, die zusammengenommen letztendlich bemerkenswerte Verbesserungen sind. Ich für mein Teil gab die Hoffnung nicht auf, daß Philippe eines Tages wieder sprechen könnte, wenn man seinen Luftröhrenschnitt schließen würde. Daß er wieder laufen könnte, wenn auch schlecht. Doch in dem Bewußtsein, daß nichts mehr wie früher sein würde, und wohl auch in dem Bestreben, einen Schlußstrich unter ein Stück zerstörtes Leben zu ziehen, an das ich nicht mehr erinnert werden wollte, weil es mir weh tat, sortierte ich zu Hause seine Kleidung aus und nutzte seine Abwesenheit, um die Sachen loszuwerden, die ich nicht leiden konnte.

In dem Maße, wie die Realität ihr Recht forderte, gab ich alle Sachen weg, die ihm nichts mehr nützten, angefangen bei seinen Anzügen, die unmittelbar mit einer Arbeit zu tun hatten, die er nie wieder aufnehmen würde. Ein paar Freunde tragen sie noch heute... Von früher hob ich, sozusagen symbolisch, nur die Krawatten auf. Und die Schuhe, die Philippe heute wieder trägt, allerdings jetzt ohne Gefahr zu laufen, daß ihre Sohlen abgenutzt werden. Ich mußte einfach hoffen, daß er wieder gehen würde.

Angesichts seines körperlichen Verfalls geriet meine Hoffnung allerdings ins Wanken. Die Ärzte hüllten sich in hartnäckiges Schweigen, und manchmal ertappte ich mich auch bei der Überlegung, ob Philippe denn wirklich da sei. Ich glaube, Ende August fragte ich mich, ob man nicht verpflichtet sei, mit all dem ein Ende zu machen. Mich beschäftigte ein Problem unentwegt: Wie konnte Philippe unter solchen Voraussetzungen leben, ohne jede Hoffnung auf eine wie auch immer geartete Besserung? Ich weiß noch, daß ich eines Abends mit all unseren Freunden darüber sprach. Keine Antwort. Obgleich alles in mir danach strebte, den Kampf aufzunehmen, war ich doch nahe daran, die Waffen zu strekken. Meine schönen Gewißheiten standen auf wackligen Beinen, und mit ihnen ließen auch meine Kräfte nach.

Bis zu jenem Abend, als Punkt 23 Uhr das Telefon klingelte. Philippe Van Eeckhout war am Apparat, der Logopäde aus La Pitié: »Liebe, gute Frau, ich habe heute Ihren Mann gesehen... Ich habe mit ihm gesprochen, und eines kann ich Ihnen versichern: Er versteht alles, genau wie Sie und ich.« Das waren die Worte, die ich brauchte, um weiterzumachen.

Uff! Mochte es auch verrückt von mir sein, anzunehmen, daß Philippe im Vollbesitz seiner geistigen Kräfte war, war ich doch damit nun nicht mehr allein. Wir waren zu zweit und somit stärker. Das war weitaus mehr als nur eine Erleichterung, es war ein Auftrieb, der den Wunsch weckte, endlich wieder neu anzufangen. Denn es hatte das Koma gegeben und dann das Erwachen und dann… Ja, was dann? Eine entsetzliche Wirklichkeit und mörderische Urteilssprüche, die ich mit Augenblinzeln Lügen strafen wollte. Van Eeckhout gab mir unversehens ein Ziel und formulierte die dringlichste Aufgabe: Philippe die Möglichkeit zur Kommunikation zu geben.

Die Idee mit dem Code verdanken wir meiner Freundin Véronique. Und ihre praktische Umsetzung meinem brennenden Wunsch, mit meinem Mann zu sprechen und allen Skeptikern zu beweisen, daß sein Gehirn intakt war. In einer halben Stunde hatte ich die Tabellen mit den Konsonanten und Vokalen improvisiert, die uns noch heute gute Dienste leisten. Ein Kollege aus der Agentur kümmerte sich um die Gestaltung: eine große, sorgfältig gearbeitete Tafel, deutlich lesbar, gerahmt und mit Kunststoff überzogen (eine unerläßliche Vorsichtsmaßnahme gegen die feuchtsprühenden Hustenanfälle!), die ich Philippe siegessicher unter die Nase hielt, als ich in La Pitié ankam.

Wer sich ernsthaft damit befassen möchte, braucht für die Erlernung dieses Codes und seiner Anwendung nicht mehr als ein paar Tage. Aber

Hand aufs Herz: Es sind schon einige Übung und vor allem viel Aufmerksamkeit und Konzentration nötig. Philippe zu übersetzen ist ein Full-time-Job, der nicht die geringste Zerstreutheit zuläßt. Kartoffeln zu schälen und ihm gleichzeitig »zuzuhören« gehört ins Reich der reinen Fiktion. Während er »spricht«, kann man nichts weiter tun, als gebannt auf seine Augen zu schauen, um Buchstabe für Buchstabe zu entschlüsseln und zu versuchen, den Satz zusammenzusetzen. Dieser Sport erfordert permanente Anstrengung. So ausgeklügelt der Code auch sein mag, enthält er doch weder einen Apostroph noch einen Akzent oder eine Cedille und auch kein Zeichen zur Abgrenzung der Wörter, was die Decodierung nicht gerade vereinfacht, vor allem dann nicht, wenn sie durch Reflexbewegungen der Augen, durch einen Telefonanruf oder durch das Dazwischenplatzen eines Kindes gestört wird. Wie oft schon hatte ich das Gefühl, gleich durchzudrehen, weil ich einen Satz nach einer Unterbrechung wieder ganz von vorn beginnen mußte! Wieviel Zeit hat es mich gekostet, das mysteriöse Wort C-A-L-E-C-O-N zu verstehen! Ich konnte rätseln, soviel ich wollte. Ich verstand es einfach nicht. Hatte ich mich geirrt? Hätte ich »sale con«, Dreckschwein, verstehen sollen? Nein, es ging schlichtweg um »caleçon«, um Unterhosen. Ich hätte an die Cedille denken müssen!

Auch das Sprechen mit dem Code ist eine langwierige, umständliche Mühe. Da, wo ich nur drei Sekunden brauche, um »gib mir den Schmöker, den

Emmanuel auf dem Tisch hat liegen lassen« zu sagen, braucht auch Philippe nur drei Sekunden, um es zu denken, aber fünf Minuten, um sich verständlich zu machen! Die Versuchung ist groß, seine Sätze, um Zeit zu sparen, mit unseren Worten zu beenden und uns einzureden, daß das doch überhaupt nicht weiter von Belang sei, denn das Entscheidende sei ja wohl, den Sinn dessen zu erfassen, was er sagen will. Doch wie jeder von uns braucht auch Philippe seine *eigenen* Worte, sonst ist eine wirkliche Verständigung unmöglich. Oder man muß sich auf ein paar Grundaussagen beschränken: »T-E-T-E«, Kopf, was bedeutet, daß man seinen Kopf zurechtrücken soll, oder »M-A-I-N«, Hand, was heißt, daß seine Hand von der Lehne gerutscht ist, usw. Als Gespräch ist das ein bißchen spärlich.

Mit einem muß man sich abfinden: Jede Unterhaltung, die diesen Namen verdient, ist ein langatmiges Unterfangen, das mit Ruhe in Angriff genommen werden muß. Die günstigste Zeit für ein Gespräch ist für Philippe und mich also der Abend nach 21 Uhr, wenn sein Pfleger gegangen ist, die Kinder im Bett sind und wir endlich allein sind. Zu seinem Pech ist das allerdings auch die Zeit, zu der ich, erschöpft von einem zu anstrengenden Tag, gern vor dem Fernseher versumpfe oder mich in die Lektüre eines schönen Buchs vertiefen möchte. Um Mitternacht brauche ich Streichhölzer, um meine Augen offenzuhalten, und manchmal muß ich ihn dann unterbrechen: »Das ist der letzte Satz, danach höre ich auf ...« So mancher mag jetzt denken, ich müßte doch nichts weiter tun, als meinen Blick von Philippes Augenlidern abwenden, doch das hieße, die Rechnung ohne die Mittel zu machen, die er zur Verfügung hat, um mich am Schlafen zu hindern und mich zu überreden, ihn doch zu übersetzen: Sein Zähneknirschen könnte einen Tauben aufwecken! Und ich habe mir doch so sehr gewünscht, daß er wie jeder andere spricht, daß er (fast) alles sagt, was ihm durch den Kopf geht, Wichtiges, aber auch viele Belanglosigkeiten. Ich gebe zerknirscht zu, daß es mir an manchen Abenden lieber wäre, er würde sich auf das Wesentliche beschränken, aber ich weiß auch, daß Kommunikation, Gespräch und Verständigung aus tausend winzigen Nebensächlichkeiten bestehen, die man miteinander teilen muß. Also übersetze ich und werde unweigerlich nervös... Doch es gelingt uns, uns zu verstehen, und ich frage mich sogar, ob wir nicht viel mehr miteinander reden als die meisten anderen Ehepaare.

Lange Zeit war ich Philippes einzige Dolmetscherin. Offenbar in der Hoffnung, daß Philippe eines Tages wieder sprechen kann, verzichteten manche auf die Anwendung des Codes und hielten lange Selbstgespräche, bei denen sie sich mit einem bestätigenden Augenzwinkern hier und da zufriedengaben. Ansonsten wandten sie sich an mich, wie um mich, auf frischer Tat ertappt, an meine Pflichten zu erinnern, wenn ich faul dem Verlangen nachgeben wollte, mich einen Augenblick zu erholen. In diesem Zusammenhang fällt mir der erste

Sommer nach dem Zusammenbruch wieder ein. Wir waren im Allier und gingen oft zu meinen Schwiegereltern, um die Gelegenheit zu nutzen, in ihrem Swimmingpool zu baden. Sie hatten, gelinde gesagt, große Schwierigkeiten, zu akzeptieren, was mit ihrem Sohn geschehen war. Über das Ausmaß der Tragödie entsetzt, gelang es ihnen in ihrem Kummer und in ihrer Verwirrung schon seit einem Jahr nicht, zu glauben, daß Philippe im Vollbesitz seiner geistigen Kräfte war, und sie schafften es auch nicht, »normal« und ohne Vermittler mit ihm zu reden wie mit einem dreiunddreißigjährigen Mann. In jenem Sommer riefen sie mich zu Hilfe, kaum daß ich im Wasser war und Philippe versuchte, etwas zu sagen. Ich mußte alles stehen und liegen lassen und herauskommen, um die Worte des geliebten Sohns zu übermitteln. Bis zu dem Tag, als ich explodierte: Ich hätte wohl das Recht auf ein paar Minuten Ruhe, und es erschiene mir wünschenswert, ja sogar unerläßlich, daß meine Schwiegereltern sich der Mühe unterzögen, den seit fast einem Jahr gebräuchlichen Code zu lernen.

Das war nicht mein einziger Ausbruch. Ich stieß auch ein paar widerspenstige Freunde vor den Kopf, die allzusehr darauf vertrauten, daß Philippe wieder sprechen würde. Und ich setzte mich über die Verlegenheit derer hinweg, die Skrupel hatten, sich ihm gegenüberzusetzen, und einem Blick auswichen, der sie verstörte...

Die einen wie die anderen haben sich inzwischen recht gut aus der Affäre gezogen, und mir scheint, daß Philippe noch nie zuvor soviel mit seinem Vater gesprochen hat. Von seinen Freunden beherrschen mindestens ein Dutzend den Code fließend. Das macht wirkliche Beziehungen ohne die Einschaltung eines Dritten möglich und vereinfacht die Abendessen im Freundeskreis. Um sich inmitten einer schnatternden Schar von acht oder zehn Leuten Gehör zu verschaffen und zu Wort zu kommen, macht Philippe etwas, das ich »der Esel« nenne. Er schüttelt den Kopf so lange, bis man auf ihn aufmerksam wird. Sofort wenden sich alle ihm zu, und jeder verfällt in ein Schweigen, das fast schon einer Andacht gleicht. Oft genug bezieht sich sein Satz dann auf etwas, das vor fünf Minuten gesagt wurde und das alle außer ihm bereits wieder vergessen haben, woraus sich eine zusätzliche Schwierigkeit, ihn zu verstehen, ergibt.

Zu spät mitzureden und immerzu von der Anwesenheit und den Fähigkeiten eines Dolmetschers abzuhängen muß eine ständige Frustration sein. Dennoch sollte man anerkennen, daß dieser Code trotz seiner Unzulänglichkeiten so etwas wie ein Wunder für sich ist. Also benutze auch ich ihn, aber es fällt schwer. Daß Philippe an einen Rollstuhl gefesselt ist, damit kann ich leben. Doch an die Tatsache, daß er nicht spricht, kann ich mich nicht gewöhnen. Noch lange Zeit hallte der Klang seiner Stimme in mir nach. Inzwischen habe ich ihn vergessen. Und wenn sich die Kinder vergnügt die Videofilme aus der Zeit vor dem Zusammenbruch ansehen, gehe ich weg, um nichts zu hören.

Zum Glück gibt es den Computer, um die Grenzen des Codes und den Frust, den er hervorruft, erträglicher zu machen. Über die Schrift erkenne ich Philippe viel besser als mit den abgehackten Wörtern des Codes. Er war nie ein unverbesserlicher Schwätzer oder ein Schreiberling weitschweifiger Romane, doch seine Krankheit und die Notwendigkeit, auf den Punkt zu kommen, haben ihn zum »Wortkargsten aller Wortkargen« gemacht. Zum Teufel mit den Verzierungen und Schnörkeln! In der Kürze liegt die Würze!

Man kann die mit zärtlicher Leidenschaft geflüsterten Worte vergessen und notfalls auch die Drohungen, Vorwürfe und Beschimpfungen verzeihen, die in einem Augenblick der Wut herausgebrüllt wurden. Doch aufs Papier gedruckt bekommen sie ein Gewicht und eine Nachhaltigkeit, die Spuren hinterlassen. Das geschriebene Wort ist beständig, heißt es. Ich habe gelernt, dieses Sprichwort Lügen zu strafen. Am Anfang bewahrte ich jedes Stück Papier, auf dem das heilige Wort geschrieben stand, andächtig auf, als wollte ich Beweise sammeln. Nach und nach begann ich aus Platzmangel (für vier bis fünf Bemerkungen pro Tag über einen Zeitraum von sechs Jahren braucht man einen ganzen Bücherschrank) und in dem Wunsch nach Entlastung auszusortieren, um nur noch die Perlen aufzubewahren. Liebesworte, die so schön waren wie die, die Philippe mir damals geschrieben hatte, als er mir den Hof machte, und die mich verführten; humorvolle und humorlose Worte; streitsüchtige und rachsüchtige Worte, die ich oftmals »kalt« lese, weil er sie nach einer morgendlichen Meinungsverschiedenheit zusammengebastelt hat und ich sie erst abends bei der Heimkehr vorfinde. Er könnte sie in der Zwischenzeit von Emmanuel wegwerfen lassen, aber wenn er mir etwas zu sagen hat, besteht er darauf, es mich wissen zu lassen, und sei es auch erst ein paar Stunden später.

Ich bin natürlich nicht die einzige, die ein Anrecht darauf hat. Die Kinder, Verwandten und Freunde haben sich daran gewöhnt, nach ihrer Ankunft im Haus in den Briefkasten zu greifen (eine Tasche, die am Rollstuhl hängt) und die für sie bestimmten Nachrichten herauszunehmen. Jeder gibt sich alle Mühe, seine Neugier soweit im Zaum zu halten, daß er die der anderen nicht liest. Jedenfalls hat Philippe mit Hilfe des Computers wieder eine richtige Sprache. Unmöglich zu behaupten, daß man seine stillen Worte nicht hört.

Von Herausforderung zu
Herausforderung

Sich auf die Umstände einzustellen, Philippes Komfort zu erhöhen, ihm trotz seiner Behinderung die Rückeroberung einer maximalen Selbständigkeit zu ermöglichen und darauf hinzuarbeiten, daß das Leben wieder so etwas wie Normalität bekommt – lange hatte ich kein anderes Ziel. Jede Aufgabe, die ich mir (oder uns) stellte, war wie eine Herausforderung, die motivierend genug war, um zu rechtfertigen, daß ich nicht stehenblieb. Immer mußte man drauflosgehen, selbst auf die Gefahr hin, übers Ziel hinauszuschießen und Unverständnis und Erschöpfung zu provozieren. Weit davon entfernt, mich glücklich zu machen und mein lebenswichtiges Bedürfnis, Berge zu versetzen, zu befriedigen, diente jeder Sieg – oder zumindest Fortschritt – nur als Sprungbrett für mögliche neue Ziele.

Die erste Herausforderung: die Kurzurlaube außerhalb von Garches, die Zeit eines Wochenendes zu Hause. Dieses gewagte und sportliche Abenteuer erforderte eine Organisation, die einer großen

Schlacht würdig gewesen wäre. Um Philippe während seiner »Urlaube« eine gewisse Bequemlichkeit zu sichern, hatte mir der Dienst für häusliche Krankenpflege ein ganzes Arsenal fürchterlicher Geräte angeboten, unter anderem ein elektrisch verstellbares Bett und eine Hebebühne. Ich konnte mich nicht dazu durchringen, das Bett zu nehmen. Unsere Wohnung war zu klein für ein zusätzliches Bett, und wenn Philippe nach Hause kam, sollte er bei mir, in *unserem* Bett schlafen, das wir uns kurz vor dem Zusammenbruch geleistet hatten, ein breites, großes, das nahezu ebenerdig war. Das war Pech, aber ich kapitulierte nicht. Am Tag vor der ersten Heimkehr bat ich einen Freund um Unterstützung, der mir half, es zu erhöhen. Acht Wörterbücher verschiedener Sprachen, drei Ausgaben des Telefonbuchs und noch ein paar andere Bücher konnten es auf die richtige Höhe befördern. Was die Hebebühne anging, verhinderte der Platzmangel ihren Einsatz, so daß sie kaum mehr als einmal ihren Zweck erfüllte. Das Ergebnis war, daß der Transport vom Bett zum Rollstuhl und vom Rollstuhl zum Bett mit der Armkraft freiwilliger Helfer vonstatten ging – und ohne Rücksicht auf deren Rücken. Aber wenigstens hatte sich die Wohnung nicht in ein Krankenhaus verwandelt.

Um in dieses Nest zu kommen, das ich versuchte, weiterhin weich zu halten, waren gekonnte Manöver notwendig. Da der Aufzug für den Rollstuhl zu schmal war, mußte Philippe auf einen anderen

Stuhl gesetzt werden, während die Krankenpfleger den Rollstuhl über die Treppe nach oben brachten. An diesen Wochenenden konnten wir dank der wertvollen Hilfe der Portiersleute Tino und Hilda, ausgehen. Ohne daß wir sie je bitten mußten, lieh er uns die Kraft seiner Arme, während sie für die Dauer eines Auf- oder Abstiegs auf die Mädchen aufpaßte. Sie waren freundlich, zuvorkommend, unentbehrlich und stets bereit, mit Hand anzulegen, um mir aus jeder Hölle des Alltags herauszuhelfen. Ich weiß, daß ich sie auch heute noch zu jeder Tages- und Nachtzeit anrufen könnte, wenn es Schwierigkeiten gibt. Sie werden immer zur Stelle sein.

Philippes Transporte aus Garches nach Hause und zurück stellten uns schon bald vor ein neues Problem, das dringend gelöst werden mußte. Wir hatten zwar Anspruch auf einen Krankenwagen und Pfleger, aber das konnte nicht ewig so weitergehen. Wenn wir uns selbst helfen wollten, brauchten wir ein Auto, und nicht irgendeins! Sondern eins, das genügend Platz für einen Rollstuhl bot und das so umgerüstet war, daß Philippe sicher arretiert darin sitzen bleiben konnte, ohne daß es nötig war, ihn herauszuheben und ausgeklügelte Mechanismen zu finden, die verhindern mußten, daß sein Kopf hin und her schaukelte. Wir hatten schon einen Espace, er mußte nur noch umgebaut werden. Die einzige Möglichkeit: eine am Heck befestigte Rampe, die den Rollstuhl hochhob und runterließ, ohne seinen Insassen herauszuschleudern.

Dieses System, das im Frühjahr 1991 eingebaut wurde, brachte uns der Selbständigkeit gleich um mehrere Schritte näher, auch wenn jede Fahrt damals ein äußerst riskantes Abenteuer war, weil Philippe seinen Kopf noch nicht halten konnte und jede Erschütterung ihn so seekrank machte, daß er kurz vor dem Brechreiz stand. Inzwischen haben sich die Dinge geregelt, und ich habe gelernt, so zu fahren, daß ich mit einem Auge permanent in den Innenrückspiegel sehe, um Philippes Blick zu entschlüsseln und die Bewegungen seines Kopfes zu überwachen. Mit großer Selbstverständlichkeit und Tüchtigkeit übernehmen die Kinder bei extremer Schleimbildung oder unvermitteltem Erbrechen die Aufgabe, Papiertücher auszurollen.

Die Aussicht auf die ersten Sommerferien im Allier nach einem Jahr Krankenhaus bescherte uns die Kardinalfrage: Wo sollte Philippe untergebracht werden? Ich wollte ihm den Zugang zu unserem Schlafzimmer nicht verwehren, aber ich konnte mir auch nicht vorstellen, ihn allein die Wendeltreppe, die dahin führte, hochzutragen. Manchmal muß ich meine Grenzen erkennen. Einem genialen Vorschlag meines Vaters folgend, ließ ich die Scheune neben unserem Haus ausbauen, was einige Veränderungen und Installationen fast schon in Hollywood-Manier mit sich brachte, so zum Beispiel den

Einbau einer riesigen behindertengerechten Bade-
wanne, die ein Luxus für die Kinder ist, die zu viert
oder zu fünft Platz darin haben und sich stunden-
lang in dem improvisierten Swimmingpool vergnügen, um den sie von ihren Spielkameraden be-
neidet werden.

Ich hätte diese ersten gemeinsamen Ferien vielleicht nutzen sollen, um mich zu erholen, aber das
hätte bedeutet, die Rechnung ohne meine kampf-
lustige Phantasie zu machen. Ich setzte mir in den
Kopf, daß Philippe wieder essen könnte. Damals
wurde er mittels einer Sonde, die mit dem Zwölf-
fingerdarm verbunden war, mehr vollgestopft als
ernährt. Man füllte eine weißliche Flüssigkeit hinein, die wohl jedem den Appetit verdorben hätte
und die ihm diesen bleichen Teint gab. Abgesehen
davon, daß jede zusätzliche Apparatur nicht gerade dazu beiträgt, die Behinderung zu vergessen,
war ich der Ansicht, daß Philippe ein Recht auf
ein paar Freuden hatte und besonders auf die
einer wohlschmeckenden Mahlzeit, die seine Ge-
schmacksnerven zufriedenstellen konnte. Allerdings
konnte der Preis für diese Freude sehr hoch sein.
Seit seinem Zusammenbruch hatte Philippe große
Probleme beim Schlucken. Er verfügte nicht mehr
über den Reflex, der das Essen in die Speiseröhre
leitete. Die Folge: Die Leckerbissen drohten in der
Lunge zu landen, wo sie Schäden anrichten konnten, deren Auswirkungen wir uns lieber nicht vor-
stellten.

Philippes Vorliebe für gutes Essen und sein

Wunsch, all das zu genießen, was noch erreichbar für ihn war, trieben ihn dazu, diese Herausforderung mit mir zusammen anzunehmen. Die Aufgabe erwies sich als viel schwerer, als ich mir vorgestellt hatte, aber mit der Unterstützung der treuen Madeleine, einer unvergleichlichen Köchin, und nach vielen Versuchen gelang es mir, ihm pürierte Speisen einzuflößen. Ein mühsames und langwieriges Unterfangen, das uns zwei Monate lang und nicht weniger als fünf Stunden am Tag beschäftigte. Eine Stunde für das Frühstück, zwei für das Mittagessen und nochmals zwei für das Abendbrot. Es gab Fehlschläge, Anfälle von Erbrechen, gefolgt von kilometerlangen Kleenexbahnen, Ungeduld und dem Wunsch, aufzugeben, aber schließlich schafften wir es.

Philippe kann heute essen wie alle anderen, wenn auch nach wie vor Püree. Die Mahlzeiten bleiben gefährliche Momente und geben Anlaß zu kleinen Katastrophen, wenn das Essen zu heiß oder die Mixtur zu dick ist und besonders, wenn die Speisen den richtigen Weg verfehlen. Nach langen, quälenden Diskussionen schafften wir die Abendessen im Kreis der Familie ab, denn ich mußte dabei servieren, die ausufernde Energie der Kinder zügeln und auch noch die Bemerkungen ihres Vaters übersetzen. Er nimmt seine Mahlzeiten allein mit einem Pfleger ein, kommt dann aber zu uns an den Tisch, wo er seinen festen Platz hat, den ihm niemand streitig machen will. Wenn wir Freunde besuchen, vergessen sie nie, uns *doggy-bags* mitzugeben, damit sich

Philippe am nächsten Tag davon überzeugen kann, daß das Abendessen, wenn auch püriert, wirklich so gut war, wie wir behaupteten.

Diese Freunde trugen auch viel dazu bei, daß ich mich der Herausforderung, die ich angenommen hatte, als Philippe wieder für immer nach Hause kam, stets von neuem stellen konnte: wieder ein normales geselliges Leben zu führen. Ohne sie wären zahlreiche Abendessen schon auf dem Gehsteig zu Ende gewesen, weil der Fahrstuhl zu schmal oder außer Betrieb war. Aber es gibt immer starke Arme, die sich zum einen Philippe und zum anderen den Rollstuhl greifen und alles wohlbehalten hochtragen. Ein paar Stunden später wiederholen die trotz (oder wegen) einiger Gläser Alkohol immer noch starken Arme die Prozedur in umgekehrter Richtung, manchmal mit Ausrutschern, Beulen oder Schrammen und mit viel unbändigem Gelächter. Wenn ein Ort wirklich unerreichbar ist, findet das Essen eben bei uns statt, aber wir sind die Gäste!

Dafür haben wir gelernt, ohne fremde Hilfe ins Kino zu gehen. Ein gewagtes Unternehmen, wenn man bedenkt, wie viele Treppenstufen man hoch- oder runtersteigen muß, um die dunklen Säle zu erreichen. Da der Zufall es manchmal auch gut meint, gibt es nicht weit von unserem Haus zwei auch mit dem Rollstuhl gut erreichbare Kinos, was in einem Land, in dem die Behinderten offenbar wirklich aufgefordert sind, sich zu Hause zu verkriechen, fast an ein Wunder grenzt. Trotzdem will das Vergnügen erst einmal erarbeitet sein, denn auch die Betrachtung eines billigen Machwerks verlangt umständliche Manöver. Mit dem Parken fängt es an. Nach drei Runden ums Karree finden wir endlich »den« guten Platz, einen, wo noch genug Spielraum bleibt, um die Heckrampe zu betätigen und den Rollstuhl auszuladen, doch er bewahrt uns nicht vor einem Knöllchen, obwohl das blaue Behindertenzeichen an der Windschutzscheibe klebt. Dann gehen wir rein – durch den Ausgang! Jedesmal nehme ich einen harten Kampf mit den schweren zweiflügligen Brandschutztüren auf. Mit einer Hand schiebe ich den Riegel des ersten Türflügels zurück und öffne diesen. Ich halte ihn mit einem Fuß oder mit dem Hintern auf, um den Rollstuhl schieben zu können, den ich mit meinem dagegengestemmten Körper festhalte, während ich mit der anderen Hand den Riegel des zweiten Türflügels zurückschiebe, damit die Öffnung breit genug wird. Uff! Jetzt das Ganze nur noch mit der zweiten Tür, dann kommen wir endlich vielbeachtet in den Saal und dürfen den mitleidigen oder entsetzten Blicken der Zuschauer trotzen sowie dem Übereifer einer neuen Platzanweiserin, die mich energisch auffordert, Philippe in einen Kinosessel zu setzen. Um sie von der Unmöglichkeit ihres Ansinnens zu überzeugen, fängt er an zu spucken und zu husten, was mich vollends zur Weißglut treibt, die Neue aber vor weiterer Beharrlichkeit zurückschrecken läßt. Ob es den Nörglern nun gefällt oder nicht, der Rollstuhl bleibt in der Nähe des Notausgangs stehen. Wenn es brennt, ist Philippe jedenfalls der erste. Man muß auch die Vorteile sehen. Wenn der Film gut ist, habe ich die Schinderei zwei Stunden später vollkommen vergessen. Wenn er schlecht ist, mache ich gern alles wieder von vorn, aber unter der Bedingung, daß man mich freundlich darum bittet!

Die Herausforderungen, mit denen ich uns konfrontierte, führten manchmal zu Mißverständnissen und Unverständnis. Ein gutes Beispiel dafür ist der Computer. Nach drei Jahren täglicher Benutzung war Philippe absolut zufrieden mit ihm. Ich nicht. Das Gerät funktionierte wie eine einfache Schreibmaschine, und ich monierte, daß es nicht mit einem Textverarbeitungsprogramm mit Speicher, Rücklauf, Ausschneiden, Einfügen und anderen kleinen Wundern der Informatik ausgestattet war. Philippe sah nicht ein, wozu das gut sein sollte, aber – wie es meine Art ist – ich ließ nicht locker, und ein paar Monate später war die Textverarbeitung unter Dach und Fach. Nur daß ihre Installation eine Implosion auslöste und Philippe zwei Monate auf seinen Computer, also sein liebstes Kommunikationsmittel, verzichten mußte. Wer hat doch gleich gesagt, das Bessere ist des Guten Feind? Völlig zu Recht nahm er mir meinen Eigensinn übel. Vielleicht hat er mir inzwischen verziehen, denn gerade dadurch konnte er schließlich sein Buch schreiben!

Bei jeder Herausforderung mußte Philippe wohl oft annehmen, daß ich nicht gerade viel an ihn denke. Ich dachte immer nur an uns. Diese Flucht nach vorn erscheint mir heute wie ein notwendiges Übel, und die praxisorientierten Ziele ermöglichten mir zweifellos, meine Gedanken so sehr abzulenken, daß ich mich nicht in großen, nutzlosen Fragen und sinnlosen Klagen verlor.

Haben wir heute wirklich alles erreicht, was wir tun konnten? Ich habe jedenfalls den Eindruck, daß weniger Herausforderungen zu bewältigen sind, und manchmal fehlt mir das. Doch ich weiß, daß es nichts nützt, alles tun und erreichen zu wollen. Ich kenne meine Grenzen, und ich haushalte mit meinen Kräften. Im Augenblick besteht die größte und vielleicht einzige Herausforderung darin, auf langer Strecke durchzuhalten.

Don Quichotte
und der Papierkrieg

Wie oft hatte ich das Gefühl, gegen Windmühlen zu kämpfen und in der Wüste zu rufen! Als unermüdlicher Don Quichotte, der sich über Sarkasmus und Unverständnis hinwegsetzte, wußte ich doch, daß meine Kämpfe nicht lächerlich waren, und ich stürzte mich grimmig hinein. Nicht der Glaube trieb mich, sondern der Wunsch, dem Mann, den ich liebe, ein anständiges Leben zu ermöglichen. Wenn auch die Ergebnisse leider nicht immer an meine Hoffnungen heranreichten, wurden meine Anstrengungen doch durch so manchen Sieg reichlich belohnt.

Ein *Locked-in-Syndrom* ist ein so seltenes Krankheitsbild, daß ein davon Betroffener automatisch in die Rolle eines »Wundertiers« gerät. Manche Leute betrachteten Philippe lange Zeit überhaupt nur noch als »Tier«. Die Wissenschaft konnte zehnmal behaupten, daß sein Gehirn keinen Schaden genommen hatte. Nur wenige glaubten es.

Der erste Kampf: sie von der Klarheit seines Geistes und von seiner Intelligenz zu überzeugen. Den

Pflegekräften und Ärzten unermüdlich immer wieder zu sagen, daß es ihre Pflicht ist, mit ihm zu reden oder ihn wenigstens in jeder Hinsicht wie ein menschliches Wesen zu behandeln, das noch empfindlicher als der Durchschnitt ist und Schmerzen, Wünsche und Bedürfnisse hat. Aber wie hätten sie ihn verstehen können, sie, die ganz von der Schwere und Kompliziertheit ihrer Aufgabe in Anspruch genommen waren und nicht die Zeit hatten, den Code zu lernen?

Da Philippe sich weder beklagen noch beschweren konnte, machte ich mich zu seiner Sprecherin. Meine Beziehungen zum Krankenhauspersonal waren zuweilen gespannt und sogar explosiv. Sagen wir zu unserer gegenseitigen Entlastung, daß mich die Umstände ungeduldig und (gelinde gesagt) reizbar machten, während es andererseits dem Krankenhaus über die Maßen an Geld und Personal fehlte. Ich hatte das Gefühl, überall und um alles kämpfen zu müssen. Um einen Vorhang, damit Philippe hinter der Glasscheibe, durch die eine glühende Sonne stach, nicht vor Hitze verging. Um zu verbieten, daß man ihn nachts anschnauzte, weil er angeblich zu stark hustete. Um klarzustellen, daß es nicht lohnte, ihm direkt vor seiner Nase seinen Wecker oder sein Radio zu klauen, weil er nämlich alles sah. Um durchzusetzen, daß man ihm die Zähne putzte und die Haare wusch; daß man ihn in seinen Rollstuhl setzte, bevor ich kam; daß man ihn richtig hinlegte − die Schultern nach rechts, den Hintern nach links (die einzige bequeme Stellung für ihn); daß man seinen Jogginganzug wechselte; daß man ihn etwas sanfter anfaßte... Kurz, daß man sich um ihn kümmerte! Als die Ärzte und Schwestern endlich anfingen zu begreifen, mußten wir die Station wechseln. Und wieder bei Null anfangen. Seinen Fall erklären und alles, was er erforderte.

Aber vorher mußte ich darum kämpfen, daß man Philippe überhaupt irgendwo aufnahm. Niemand wollte ihn, da er keinem dokumentierten Krankheitsbild entsprach. Ich hatte Angst, man könnte ihn nach Berck schicken, das viel zu weit von Paris entfernt ist. Am liebsten war mir immer noch Garches. So war er für mich, die Mädchen und seine Freunde wenigstens schnell erreichbar. Im ersten Jahr hatte man ihn dort geduldet, aber nach den Sommerferien im September 1991 gab man mir zu verstehen, daß ich mich »woanders umsehen« sollte. Gott sei Dank hatten wir immer ein bißchen Glück in unserem Unglück. Damals erschien es in Gestalt von Professor Dizien, dem Idol der Behinderten von einer anderen Station in Garches. Ende des Sommers statteten meine Schwägerin Pascale und ich ihm einen Besuch ab. Wir setzten alles auf eine Karte und trugen zu diesem Anlaß unsere kürzesten Röcke und unser betörendstes Lächeln zur Schau, aber dieses verheerende Outfit entband uns nicht davon, Philippe zu »verkaufen«, wie eine gute Reklame es tat: Er besaß inzwischen einen Computer, und er konnte Brei essen – kurz, er war auf dem Weg der Besserung. Wollte Dizien uns für unsere

Mühe entschädigen, als er einwilligte, Philippe auf seine Station zu nehmen? Diese Schlacht war gewonnen, aber es fehlte die Zeit, das zu genießen. Schon mußten wieder alle Krankenschwestern eingewiesen werden, mußte man sehr laut und energisch werden, um sich Gehör zu verschaffen, aber zu gegebener Zeit auch schweigen können, um eine Eskalation zu vermeiden. Philippe zu pflegen war ein »Gefallen«, den man uns gnädig tat. Benahm ich mich zu hitzig, riskierte ich, daß man mich bat, ihn anderswo unterzubringen.

Trotz aller Schwierigkeiten und Mißverständnisse, die größtenteils durch die Seltenheit von Philippes Fall und durch die sehr spezielle Aufmerksamkeit, die er erforderte, verursacht waren, zeigten zahlreiche Pflegekräfte Geduld, Humor, Aufopferung, Freundlichkeit und guten Willen, aber viele waren oft auch von der Fremdartigkeit eines Krankheitsbildes überfordert, das in keines der Muster paßte, die man sie gelehrt hatte.

Eines der schönsten Beispiele zu diesem Thema ist zweifellos der »Spezialist«, der zu uns gekommen war, um Philippe nach seiner Rückkehr nach Hause zu untersuchen. Ich hatte nämlich korrekte Zuschüsse für die Heilgymnastik beantragt, die die Sozialversicherung uns verwehrte. Von Telefonanrufen zu Einschreibebriefen, von Einschreibebriefen zum abschlägigen Bescheid, vom abschlägigen Bescheid zum Widerspruch kam ich schließlich dahin, vor Gericht ein Sachverständigengutachten zu verlangen. Der gute Mann, den die Verwaltung

umgehend geschickt hatte – seines Zeichens Allge-
meinmediziner –, führte uns einen Sketch vor, der
reif für die versteckte Kamera gewesen wäre. Er
baute sich vor Philippe auf, ereiferte sich, weil er
nicht antwortete, und willigte endlich ein, daß ich
als Dolmetscherin aushalf, bevor er mit einem
Hämmerchen die Reflexe überprüfte (ein schöner
Blödsinn, wenn man weiß, was ein *Locked-in-Syndrom* ist!) und Philippe aufforderte, aufzustehen!
Da er zu keinem Ergebnis kam, erklärte er, daß
Philippe seines Erachtens keine sogenannte schwere
Heilgymnastik brauchte und wir uns mit den Zu-
schüssen begnügen sollten, die man uns bewilligt
hatte. Ich hatte auf einmal das Gefühl, zu Boden
gegangen zu sein, und brauchte drei Tage, um mich
davon zu erholen; doch der Kampf ging weiter.
Zwischen der Sozialversicherung (SS), der Fami-
lienkasse (CAF) und anderen Ämtern samt ihren
Abkürzungen wird es mir nie langweilig, und wir
haben noch ein paar schöne, endlose Gerichtsver-
fahren laufen.

Die Gesetze, die kaum auf unseren Fall – und auf
so viele andere nicht! – zugeschnitten sind, dulden
keinerlei Abweichung. Als ich nach Pierres Geburt
meine Berufstätigkeit wiederaufnahm, ging ich davon aus, daß ich ein Recht auf die Beihilfe für häusliche Kinderbetreuung (für Eingeweihte: AGED)
hatte. Von wegen! Der französische Staat rühmt
sich damit, Familien mit drei Kindern nach Kräften
zu unterstützen, indem er ihnen diese AGED gewährt, allerdings nur unter der Bedingung, daß

beide Eltern arbeiten. In diese Kategorie fielen wir nicht. Philippe, der Rente, aber kein Gehalt bezieht, könnte sich schließlich um seinen Sohn kümmern! Wenn wir ein Kindermädchen wollten, müßten wir uns schon selbst behelfen ... Ich hatte doch recht, als ich die Fäuste nicht sinken ließ. Ich habe soeben einen Prozeß gewonnen!

Alles ist mit Kampf verbunden. Den Behörden zufolge ist das Existenzminimum ein protziger Luxus. Der Vorsitzende der Association des paralysés de France, dem französischen Verband für gelähmte Menschen, erklärt mit viel Humor, daß »nur die Reichen es sich leisten können, vollständig gelähmt zu sein«. Er hat leider recht. Die Unterstützung durch unsere Familie, die uns niemals versagt geblieben ist, schützt uns vor Bedürftigkeit und Angst. Aber wieviel Menschen kämpfen schon allein darum, sich einen anständigen Rollstuhl leisten zu können? Wenn Philippes Geschichte doch wenigstens dazu beitragen könnte, die Dinge in Bewegung zu bringen!

Wieviel Zeit und Kraft wurden sinnlos mit solchen Behördenschererreien vergeudet und haben mich zur Königin des Papierkriegs gekrönt! Ausgerechnet ich, der vor solchen Angelegenheiten immer graute, kenne heute sämtliche Formulare sämtlicher Abteilungen in sämtlichen Ämtern. Ganz zu schweigen von den Aufnahmeformularen im Krankenhaus, den Arbeitsverträgen, den Lohnzetteln, den Sozialhilfe-Papieren, den Entlassungsschreiben usw. Ich bringe das und Schlimmeres hinter mich. In einem Lebenslauf gab ich mich kürzlich unter dem Punkt »berufliche Erfahrungen« als »Chef eines Familienunternehmens« aus. Ein zusätzliches Zeugnis.

Pierre

Wie macht man ein Kind mit einem *Locked-in*-Patienten? Ob es den bösen Zungen nun gefällt oder nicht: Man macht es wie alle anderen – in einer Liebesnacht.

Allerdings hatte ich überhaupt nicht die Absicht, noch ein Kind in die Welt zu setzen. In unserem ersten Leben hatten wir oft mit dem Gedanken gespielt, drei Kinder zu haben. Aber unser erstes Leben lag schon lange hinter uns. Und der psychische Schock hatte bei mir natürlich eine »physiologische und zyklische Anarchie« ausgelöst, die mich, wie ich zumindest glaubte, vor Empfängnis schützte... Nach der Rückkehr aus einem einwöchigen Urlaub stand es endgültig fest: Ich war schwanger. Und skeptisch. Nach dem Ultraschall versuchte ich, bei einem Gin Tonic Ordnung in meine Gedanken zu bringen. Ich war glücklich, hatte aber keine Lust, diese Neuigkeit mit irgendwem zu teilen. Ich mußte ohnehin schon soviel erklären.

Um den Krankenhausgeruch zu ertragen, dazu die endgültigen Diagnosen, die Behördenkämpfe, die Angst und alles, was zerfrißt und zerstört, hatte ich mir einen immer dickeren Panzer zugelegt. Ein

Baby war eine Kugel der Zärtlichkeit, jener Zärtlichkeit, deren Sinn ich aus den Augen verloren hatte und die ich mir wieder zugestehen wollte. Als erste zog ich Pascale ins Vertrauen, und ich ließ mir noch Zeit damit, Philippe die Neuigkeit zu verkünden. Nach einigen Wochen öffnete ich bei meiner Ankunft im Krankenzimmer in Garches den Umschlag und hielt ihm die Ultraschallaufnahmen vors Gesicht. Die Freude warf ihn buchstäblich aus seinem Rollstuhl. Als ich ihn so sah, wußte ich, daß wir das Richtige taten und daß unser Kind einen richtigen Vater haben würde.

An diesem Tag kamen wir überein, noch bis Weihnachten zu warten, um allen anderen die Neuigkeit mitzuteilen.

Am Weihnachtsabend 1991 hatten wir unsere beiden Familien in unserem Haus im Allier versammelt, und während des Essens bat ich die Anwesenden um Ruhe, weil Philippe ihnen etwas Wichtiges mitzuteilen hatte. Zu diesem Zweck ernannte ich meinen Schwiegervater zum offiziellen Dolmetscher. Mit großer Ernsthaftigkeit und viel gutem Willen begann er zu buchstabieren: W-I-R-E-R-W-A-R-T-E-N-E-I-N-D-R...

Dann brach er ab und gab so den Startschuß für die inzwischen schon übliche Rätselrunde. »Ein Drama...«, stieß Mama etwas nervös hervor, während Philippe, Pascale und ich uns vor Lachen bogen. Da mein Schwiegervater offensichtlich stekkengeblieben war und ihm niemand zu Hilfe eilen konnte oder wollte, sprang ich für ihn ein und wiederholte den Satz ganz von vorn: »Wir erwarten ein drittes Kind.«

Erstaunen, Verlegenheit, Unverständnis. Die Reaktionen, die nun folgten, spiegelten von allem etwas wider. Meine Mutter war wie versteinert und mein Vater verstört, meine beiden Brüder lachten. Nach einem Augenblick höchster Verblüffung umarmte mein Schwiegervater Philippe und sagte ihm mit tränenerstickter Stimme, wie glücklich er sei, mitanzusehen, daß das Leben mit neuer Kraft weitergehe. Meine Schwiegermutter, die die ganze Zeit über sonderbar ruhig gewesen war, stand auf, nahm ihren Mantel und ging. Wir dachten, sie wollte die Geschenke für unsere traditionelle Weihnachtsbescherung unter uns Erwachsenen holen, aber sie kam nicht zurück.

Kein Geschenk. Aber ein Kind. Wir gingen nicht leer aus. Jeder brauchte seine Zeit, um diese Überraschung zu verdauen.

Die Reaktionen unserer Eltern hielten uns nicht davon ab, die Neuigkeit weiter zu verbreiten. Eine Woche später, zu Silvester, organisierten wir ein Mitternachtsessen für unsere Freunde und wiederholten die kleine Inszenierung vom Weihnachtsfest. Mit zwei »unwesentlichen« Abweichungen: Ich brauchte Philippes Satz nicht erst zu vollenden, und niemand war vor Schreck wie gelähmt. Die ungezwungenen und herzlichen Reaktionen offenbarten Freundschaft und Anteilnahme und zeigten, daß alle anwesenden Freunde uns, Philippe und mich, wie ein normales Paar betrachteten.

Jedenfalls sollte meine Schwangerschaft allen Miesmachern Gelegenheit geben, sich gründlich auszutoben. Die meisten waren der Ansicht, daß es Wahnsinn sei, mit einem behinderten Mann ein Kind zu machen. Ein paar sahen die Reinkarnation der Jungfrau Maria in mir. Andere betrachteten mich lieber als das Wunder einer künstlichen Befruchtung *in vitro*. Und wieder anderen gefiel ich als männerverschlingender Vamp, und sie konnten die Geburt des Kindes kaum erwarten, um anhand der Ähnlichkeiten zu erraten, wer wohl der Vater war.

So gewappnet und selbstsicher ich auch war, die Sticheleien verletzten mich. Aber das war nicht mehr als ein kleiner Kratzer. Dieses Geschwätz konnte das Vergnügen, ein Kind zu erwarten, nicht schmälern. Philippe träumte davon, drei Töchter und damit vier Frauen zu haben, wahrscheinlich mit der Vorstellung, ein Sultan zu sein, der über seinen Harem wacht. Ich wollte lieber einen Jungen, und das hieß: jetzt oder nie. Ich wußte, daß dies mein letztes Glanzstück in dieser Richtung sein würde.

Unser Sohn wurde am 30. Juni 1992 in einer Klinik in Montluçon geboren. Ein kleines Baby von

3100 Gramm, das die blauen Augen seines Großvaters mütterlicherseits hat und so die letzten Vor-
behalte ausräumte und alle wieder versöhnte. Wir
nannten es Pierre. Dieser Name drängte sich auf
wie ein Symbol – für den Wiederaufbau eines neuen,
kräftigen Lebens.

Obgleich zarter gebaut als seine beiden Schwestern, legte Philippe stets eine beträchtliche Vita-
lität an den Tag. Doch er machte einige ziemlich
eindrucksvolle Pausen in seiner Entwicklung. Er
war zwar als Baby lebhaft und munter gewesen,
wurde aber in seinem Buggy der artigste kleine
Junge der Welt und rührte kaum einen Finger. Diese Reglosigkeit beunruhigte mich, und es dauerte
einige Zeit, bis ich den Grund dafür entdeckte.
Schon als er noch ganz klein war, hatte ich mir angewöhnt, ihn auf dem Schoß seines Vaters spazie-
renzufahren. Einen Rollstuhl oder einen Kinder-
wagen zu schieben ist durchaus machbar, aber beides zugleich ist eine Höchstleistung, die mir nie
gelungen ist. Um nicht wegzurutschen, mußte sich
Pierre absolut still verhalten, und als er später, ganz
nach dem Vorbild seines Vaters, in seinem Buggy
saß, benahm er sich genauso wie er. Seither hatte
ich mehrfach Gelegenheit zu beobachten, daß sich
ein Kind, sobald es bei Philippe auf dem Schoß sitzt,
mucksmäuschenstill verhält.

Mit sieben Monaten konnte Pierre immer noch
nicht sitzen. Meiner natürlichen Veranlagung folgend, das, was mich stört, nicht zu sehen, achtete ich
nicht weiter darauf. Bis ich eine Fernsehsendung

mit der Kinderpsychologin Caroline Eliacheff sah. Sehr anschaulich und anhand vieler Beispiele erklärte sie, daß man die unterschiedlichen Symptome der Kinder behandeln kann, indem man mit ihnen über die Geschichte ihrer Eltern und die Gründe ihrer Entwicklung spricht. Da ging mir plötzlich ein Licht auf. Vollkommen davon in Anspruch genommen, den Alltag zu meistern, hatte ich mir nie die Mühe gemacht, Pierre zu sagen, was mit seinem Vater geschehen war. Gleich am nächsten Tag erzählte ich ihm alles mit den Worten, die ich gerade fand, und bat ihn, sich nicht in jeder Hinsicht ein Beispiel an Philippe zu nehmen: Er solle getrost in seinem Wagen sitzen und sich bewegen. Am übernächsten Tag setzte sich Pierre ganz von allein auf.

Ein paar Monate später die nächste Pause. Mit seinen anderthalb Jahren konnte Pierre noch nicht laufen. Er versuchte nicht einmal, sich hinzustellen. Als ich den Bücherschrank aufräumte, stieß ich auf das Buch von Caroline Eliacheff, das ich mir gekauft hatte, nachdem ich sie im Fernsehen gesehen hatte. Ich brauchte es gar nicht erst wieder zu lesen. Ich nahm meinen Sohn beiseite und erklärte ihm, daß sein Vater ungeduldig darauf warte, daß er laufen lerne wie alle anderen Kinder und daß er sehr stolz auf ihn sein würde. Wenige Tage darauf, um nicht zu sagen gleich am nächsten Tag, tapste Pierrot durch die Gegend!

Als er drei Jahre alt war, gab es wieder eine Unterbrechung. Pierre lallte nur wenig und sprach noch nicht ein Wort. Diesmal waren es meine Freunde, die mir die Augen öffneten. »Dein Sohn ist wirklich komisch, er spricht wie sein Vater – indem er mit den Augen zwinkert«, sagten sie eines Abends zu mir, als sie aus dem Schlafzimmer kamen, wo sie den Kindern einen Abschiedskuß gegeben hatten. Ich hatte nichts bemerkt. Als kleiner Mann, der sich an einem männlichen Beispiel orientiert, imitierte Pierre seinen Vater und sprach, indem er blinzelte. Ich verlor keine Zeit und erklärte ihm, daß Philippe, wenn er könnte, genauso sprechen würde wie wir alle, die es kaum erwarten könnten, zu hören, wie seine – Pierres – Stimme klingt. Nach ein paar Wochen begann Pierre, erstaunlich fließend zu sprechen, und er redete, ohne einen Großteil der Fehler zu machen, die beim Erlernen des Sprechens eigentlich unvermeidlich sind.

Auch wenn das den Gegnern der Psychoanalyse nicht gefällt.

Heute weiß ich um die Bedeutung ausdrücklicher Erklärungen und um die Notwendigkeit, sie so oft es sein muß zu wiederholen. Vor nicht allzu langer Zeit fragte mich Pierre: »Wenn Papas Loch wieder zugestopft ist, kann er dann wieder laufen?« Noch einmal mußte erzählt werden, was passiert war und was wir hoffen durften. Was in einem bestimmten Augenblick verstanden wurde, muß, dem jeweiligen Alter angepaßt, mit anderen Worten immer wieder neu erklärt werden. Und sei es nur, um die nötigen Antworten auf alle Fragen zu liefern, die die kleinen Spielkameraden unweigerlich stellten, wenn Philippe Pierre von der Schule abholte. Einmal, als die Tochter eines Freundes, die oft bei uns zu Gast war, aber inzwischen das Alter hatte, in dem man Unterschiede wahrnimmt, nicht zu Philippe gehen wollte, nahm Pierre sie bei der Hand, und als sie so weggingen, hörte ich seine Version der Geschichte. »Weißt du«, sagte er, »vor langer Zeit ist Papa auf der Straße hingefallen, und da hat er einen Stein an den Kopf gekriegt; er kann nicht mehr laufen, aber das ist nicht schlimm, er fährt.«

Am schwersten sollte es schließlich werden, Pierre dazu zu bewegen, Philippe einen Kuß zu geben. Lange Zeit weigerte er sich hartnäckig und wartete zweifellos darauf, daß sein Vater ihm mit gutem Beispiel voranging. Der Kuß erforderte eine lange Lehrzeit, aber inzwischen ist alles nachgeholt.

Ganz normale Kinder

Unsere drei Kinder vertiefen sich liebend gern in Photoalben und blättern sie unermüdlich durch. Ich sehe ihrem Treiben aus der Ferne zu, denn ich traue mich nicht, mir diese Bilder, die mir weh tun, anzuschauen. Vorbei ist vorbei, und ich schwelge nicht in Erinnerungen.

Im Gegensatz zu ihrem Bruder versuchen Capucine und Juliette natürlich, ihren Vater so wiederzufinden, wie sie ihn früher gekannt hatten, auf zwei gesunden Beinen, auch wenn Juliette keine klare Erinnerung mehr daran hat und von der Zeit spricht, »als Papa ein Monsieur war«. Pierre dagegen betrachtet diesen Monsieur, den er nicht kennt und der kaum Ähnlichkeit mit seinem Papa hat, mit einer gewissen Neugier.

Auf Philippes Zusammenbruch reagierten die beiden Großen jeweils auf ihre sehr unterschiedliche Art. In den ersten zwei Monaten, als ich selbst von dieser Notsituation völlig in Anspruch genommen war, hielt ich sie vollkommen aus der ganzen Aufregung heraus oder ließ sie zumindest nur wenig davon spüren. Da ich selbst nicht wußte, wie die

Zukunft aussah, hatte ich keine Vorstellung, was ich ihnen sagen sollte, und es fehlte mir auch der Mut dazu. Vielleicht war es auch ein Weg, sie zu schützen. Damals waren Ferien, und sie waren bei meinen Eltern. Ich verschob alle Erklärungen, die mich ebenso verstörten wie erschütterten und die ihnen sehr weh tun konnten, auf später.

Capucine sah ich zehn Tage nach dem Unglück das erste Mal wieder. Sie erzählte mir von ihren Ferien in der Bretagne, Geschichten von Freunden und vom Strand. Dann, als würde ihr Philippes Abwesenheit ganz plötzlich bewußt werden, fragte sie mich, ob ihr Papa denn mit seinen Kopfschmerzen immer noch im Bett lag. Ja, er lag immer noch im Bett... Wozu sollte ich noch mehr sagen?

Doch mit dem Beginn des neuen Schuljahrs im September, als der normale Rhythmus wieder einsetzte und die tägliche Abwesenheit, die unvollständige Familie, verkraftet werden mußte, wurde Capucine vor Kummer fast verrückt. Von einer unkontrollierbaren Reizbarkeit erfüllt, schrie sie wegen allem und nichts herum, um das Unaussprechliche zu bannen. Das Unglück ihres Vaters hatte sie mit voller Wucht getroffen. Seit ihrer Geburt waren die beiden ein Herz und eine Seele, sie verstanden sich wunderbar, und Philippe schenkte ihr all seine Zärtlichkeit. Von einem Tag zum anderen war Capucines Welt zusammengebrochen.

Der erste Besuch in Garches zu ihrem fünften Geburtstag war ein Alptraum. Ich entschloß mich, mit ihr zu einem Kinderpsychologen zu gehen, um ihr zu helfen, das Unannehmbare, so gut es eben ging, zu akzeptieren.

Juliette war das genaue Gegenteil. Wahrscheinlich durch die Sorglosigkeit ihrer vierzehn Monate geschützt, blieb sie, was sie war: ein wonniges Energiebündel. Wenn sie mir stürmisch um den Hals fiel oder in lautes Lachen ausbrach, half mir das mehr als alles andere, durchzuhalten. Man muß einfach gesehen haben, mit welcher Spontanität sie bei ihrem ersten Besuch mit ihrer Schwester in Garches ohne das geringste Zögern auf das Bett ihres Vaters zustürzte, als ob überhaupt nichts wäre und als ob er schon immer so gewesen war – reglos daliegend. Diese Geste, die mir unter normalen Umständen belanglos erschienen wäre, sprach für sich und war ein Zeichen dafür, daß unser Leben weiterging.

Hauptsächlich ist es Juliette zu verdanken, daß ich mich niemals fragte, ob ich das Recht hätte, meinen Kindern ein solches Leben zuzumuten. Und meinen Brüdern und treuen Freunden wie Antoine und einem anderen Philippe, alias Cheucheu – richtigen Ersatzvätern in der Zeit, als Philippe im Krankenhaus lag –, ist es zu verdanken, daß ihr Leben allen Widerständen zum Trotz einigermaßen im Gleichgewicht blieb. Wie bei allen Kindern besteht auch ihr Leben aus Glück und Freude, aber auch aus Spannungen, Schmerz, großen metaphysischen Diskussionen und tiefem, kummervollem Schweigen.

Ist das ihre Art, mich zu schützen? Sie beklagen sich nie bei mir, erzählen mir nichts von den Sticheleien und Gemeinheiten, die sie sich in der Schule oder anderswo regelmäßig anhören müssen. Ich erfahre immer nur auf Umwegen davon.

Der Preis für Juliettes freigebige Fröhlichkeit der ersten Monate ist, daß sie zuweilen blockiert. Dann ist sie unzugänglich, kapselt sich ab und verkriecht sich. Später ist sie wieder obenauf, so daß ihre Lachanfälle auch weiterhin unwiderstehlich und ansteckend sind. Als sie klein war, hatte sie eine Vorliebe für *Dornröschen* und sah sich unentwegt das Video an, bis sie mich eines Tages fragte: »Kann Dornröschen ihre Arme und Beine bewegen?« Später erklärte sie aufgeweckt, daß sie »lieber einen behinderten als einen toten Papa« haben will.

Mit zehn Jahren bestand Capucine darauf, ins Internat zu gehen. Vielleicht weil die Situation zu belastend war, vielleicht, weil wir uns zu sehr ähneln, sie und ich, und die Funken sprühen, wenn sich unsere beiden Charaktere aneinander reiben. So begabt, um nicht zu sagen, brillant sie in allem, was sie anfing, war, so unglücklich war sie in der Schule und zu Hause. Sie wollte »die Familie wechseln«. Seit einem Jahr ist sie in England und hat ihr Gleichgewicht wiedergefunden. Sie ist sie selbst und nicht mehr bloß die Tochter von dem Typ im Rollstuhl. Wenn sie nach Hause kommt, läuft sie ihrem Vater entgegen, mit dem sie wieder die gleiche Komplizenschaft wie in ihren ersten Lebensjahren verbindet. Sie ist wie er ein großer Fußballfan, und gemeinsam sehen sie sich die Spiele im Fernsehen an. Sie ist das einzige der drei Kinder, das den Code perfekt beherrscht und anwendet. Die andern beiden übersetzen zwar hin und wieder ein bißchen, halten sich aber lieber an die Wörter aus dem Computer oder an ein lächelndes Einvernehmen.

Denken wir positiv, denn das ist ja heute modern: Die Kinder können sich immerhin rühmen, einen Vater zu haben, der viel öfter da ist als der von den meisten ihrer Kameraden. Einen Vater mit unbestrittener Autorität, auch wenn es nicht leicht war, sie wiederherzustellen.

Als Philippe aus dem Krankenhaus nach Hause kam, war er von seiner Vaterfunktion wie abgekoppelt und eher geneigt, sich trösten zu lassen, als sich am Familienleben zu beteiligen. Um ihn zu zwingen, sich nach und nach wieder einzubringen, schickte ich die Kinder, wenn sie mich etwas fragten, zu ihrem Vater, und sie gewöhnten sich daran. Seine Entscheidungen sind schriftlich fixiert und deshalb nicht falsch auszulegen. Es gibt nur ein Ja oder ein Nein, ohne weitere Kommentare, und schon ist die Diskussion beendet. Das hindert sie aber nicht daran, schummeln zu wollen. Capucine ist inzwischen auf die Idee gekommen, kehrtzumachen, sobald sie die Anfänge eines Anschnauzers übersetzt...

Manchmal kommt es mir so vor, als würde ich bei

all dem keine besonders gute Figur machen. Ich bin es, die schreit, die knufft, die befiehlt, die redet, die drängelt. Philippe begnügt sich oft damit, über die Dummheiten seiner Kinder zu lachen, oder er schreibt Ermahnungen in den Computer, die durch den Zeitverzug ihre ganze Wirkung verlieren. Oder aber ich bin diejenige, die seine scharfen Bemerkungen übermittelt. Aber während ich noch dolmetsche, hat eines der drei sich meine Konzentration schon zunutze gemacht, um die Situation wieder geradezubiegen. So ist das Leben. Unser Leben.

Capucine, Juliette und Pierre sind heute drei hübsche Kinder, lebhaft, ausgeglichen und lebensfroh. Wenn unsere Familie aus dem Haus geht, mag ich die Art, wie sie ihren Vater umringen, dicht neben dem Rollstuhl bleiben und so ihre Unerschrockenheit und ihren Wunsch zum Ausdruck bringen, ihn zu beschützen. Ich sehe darin den greifbaren Beweis eines Erfolgs und einer Liebe, die es geschafft hat, alle Klippen zu umschiffen. Und einen Grund, weiterzumachen.

Das Haus

Etwa drei Monate nach dem Unglück ermutigten mich meine Schwiegereltern mit einem Blick auf die Zukunft und auf eine mögliche Rückkehr Philippes nach Hause, uns eine andere Wohnung zu suchen. Unsere siebzig Quadratmeter schienen entschieden zuwenig für einen Rollstuhl und sämtliche Gerätschaften zu sein, die für das Wohlbefinden meines Mannes unerläßlich sind. Mein Schwiegervater, der ein Mann schneller Entschlüsse ist und sie innerhalb der nächsten halben Stunde auch in die Tat umsetzt, überredete mich, eine Wohnung in einem Rohbau am Seineufer zu erwerben, die achtzehn Monate später bezugsfertig sein sollte. Ich kaufte sie, wie man einen Kühlschrank kauft, und beeilte mich, die schon existierenden Pläne so abzuändern, daß sie unseren Bedürfnissen angepaßt waren. Später würde man in Ruhe weitersehen.

Fünfzehn Monate nach diesem Blitzkauf wurde ich im Zug von Les Arcs nach Paris nach einem Aufenthalt in den Bergen von einer jener Kurzschlußreaktionen heimgesucht, die meine Spezialität sind: Wir würden nicht in diese Wohnung ziehen. Niemals. Sie gefiel mir nur halb, ersparte uns die Plackerei mit dem Fahrstuhl nicht – an die Tage, da er kaputt sein würde, wollte ich lieber nicht denken –, und vor allen Dingen war sie zu klein. Ich hatte sie für vier Personen gekauft, doch bald würden wir zu fünft sein. Mein Entschluß stand fest – wir brauchten ein Haus.

Am Tag meiner Rückkehr fuhr ich eilends nach Garches, und noch bevor ich Philippe guten Tag sagte, erzählte ich ihm von meiner plötzlichen Eingebung. Das war im März 1992. Im Juni sollte er endgültig wieder nach Hause kommen. Diese Pille war sicherlich recht bitter für ihn, aber er willigte ein, ohne mir auch nur den geringsten Vorwurf zu machen. Natürlich wußte er so gut wie ich, wieviel Platz wir künftig brauchten. Um ihn wenigstens halbwegs zu trösten, versprach ich, *unverzüglich* die Zeitungsannoncen zu durchforsten und die Immobilienbüros abzuklappern.

Ich mied die Pariser Büros und durchpflügte einen Monat lang die Randbezirke auf der Suche nach einem paradiesischen Fleckchen. Ich verzichtete auf die Hügel von Saint-Cloud und Suresnes, wo Philippe schon bei dem kleinsten falschen Lenkmanöver mit dem Rollstuhl direkt in die Seine gefallen wäre. Die Wahnsinnspreise von Neuilly ließen vermuten, daß wir Anspruch auf Bidets aus Massivgold haben würden, auf die wir allerdings verzichten konnten. Rueil war mit hohen Brückenbögen übersät, und die Bürgersteige der angrenzenden Vororte waren zu schmal, um einen Rollstuhl passieren zu lassen. Es ist wahrlich kein Vergnügen, in einer Welt behindert zu sein, die ausschließlich für Gesunde gemacht ist.

Eine Annonce führte mich zufällig nach Levallois, wo ich mir zunächst ein altes Einfamilienhaus ansah und dann noch ein anderes (das heute uns gehört). Da alle Zimmer ebenerdig lagen und ein Stückchen Garten dazugehörte, bot es die günstigsten Voraussetzungen, doch sein Preis überstieg unsere Möglichkeiten. Trotzdem konnten wir dank der Unterstützung unserer Familie am 15. Mai 1992 einen abgemilderten Kaufvertrag unterschreiben. Am 15. Juli bekamen wir die Schlüssel, und Anfang August begannen die Bauarbeiten. Das hatte gerade noch gefehlt! Pierre war erst vor kurzem geboren, und wir machten Urlaub im Allier, aber da Garches sich sträubte, Philippe wieder aufzunehmen, wußten wir nicht, wo er im September bleiben sollte. Und da hatte ich nichts weiter zu tun, als mich in ein wahnwitziges Abenteuer zu stürzen und den ohnehin schon erheblichen Streß noch zusätzlich zu steigern. Doch um mich kleinzukriegen, hätten noch ganz andere Dinge kommen müssen. Den ganzen August über verhinderten die Telefonanrufe der Arbeiter, die sich mit dem Dach des Hauses abmühten, definitiv, daß ich nach schlaflosen Nächten, die durch das häufige Aufwachen von Pierre oder Philippe verursacht wurden, wenigstens am Vormittag ausschlafen konnte.

Seiner Schwester ist es zu verdanken, daß Philippe schließlich in Kerpape im Morbihan aufgenommen wurde, bis das Haus fertig war. Die Aussicht auf dieses bretonische Exil begeisterte ihn nicht besonders, und seine Abreise gab Anlaß zu langen, mühsamen Debatten. Er verdächtigte mich, ihn wegschicken und ihn mir vom Hals schaffen zu wollen. Aber um was zu tun? Sechs Monate lang rieb ich mich mit einer Energie, die fast schon an Wahnsinn grenzte, zwischen den Bauarbeiten, den Kindern und den Wochenenden mit Philippe auf. Da blieb nicht viel Zeit für sträfliche Aktionen! Der freundliche Empfang durch das Personal von Kerpape und die Fortschritte auf dem Weg zur Selbständigkeit, die dieses ihm ermöglichte, machten allem Streit schnell ein Ende.

Zu allem Überfluß mußte ich in diesen bewegten Zeiten auch noch einen Monat vor unserem Umzug nach Levallois die Wohnung in Neuilly zurückgeben, so daß ich mich mit den drei Kindern plötzlich in einer winzigen Einzimmerwohnung wiederfand. Da Pierres Schnarchen uns allen den Schlaf raubte, spitzte sich die Situation immer mehr zu, und nach vierzehn Tagen war ich reif für die Klapsmühle. Dann gab ich Pierre, wieder einmal, zu meiner Mutter, und Capucine ging zu einer Freundin. Juliette blieb bei mir, und ich versuchte, ein bißchen zu schlafen.

Die Bauarbeiten wurden pünktlich abgeschlossen, und zwei Tage vor der großen Rückkehr standen wir schließlich wie fleißige Hausfeen mit Besen, Staubsaugern und Lappen bewaffnet bereit, um zu putzen, zu wienern und zu scheuern. Am Nachmittag des 30. Januar hatten wir gerade den

Teppichboden verlegt und die Fenster geputzt, als Philippe kam. Am Abend des nächsten Tages veranstaltete ich ein Überraschungsfest mit allen, die uns im Laufe dieser zweieinhalb Jahre aus der Nähe oder aus der Ferne unterstützt hatten. In Philippes Augen mochten diese geselligen Lustbarkeiten wohl ein bißchen verfrüht sein, aber für mich hatten sie symbolischen Charakter: Sie markierten das Startsignal für ein neues Leben.

Ich weiß nicht, ob es verrückt von mir war, aber wenn ich es noch einmal tun müßte, würde ich nicht eine Sekunde zögern. Dieses Haus war für uns alle eine entscheidende Etappe der Rekonvaleszenz. Mehr als zwei Jahre war das Krankenhaus unser einziger Horizont gewesen. Zwei Jahre in düsteren, winzigen Zimmern, die weder die Photos von den Kindern noch die Segelschiff-Poster freundlicher machen konnten. Zwei Jahre mit kaltem, häßlichem Mobiliar, das sich von Wänden abhob, die die Farbe von Abwaschwasser hatten. Zwei Jahre Äthergeruch, endlose Flure, peinliches Durcheinander. Zwei Jahre in einer Welt, wo alles das Auge beleidigt, als wären Schmerz und Verstörtheit nicht schon genug. So war das ganze Haus unter meiner Aufsicht und mit Hilfe meines Bruders, der Architekt ist, so umgebaut worden, daß diese Jahre und Philippes Behinderung soweit wie möglich in Vergessenheit geraten konnten. Wir bemühten uns, Tricks zu finden, um die Rollstuhlmanöver zu erleichtern und die Gerätschaften und Apparate, die er braucht, zu kaschieren. Neben unserem Schlafzimmer gibt es beispielsweise eine kleine Kammer, wo abends der Rollstuhl abgestellt werden kann, so daß wir nicht »damit« vor Augen einschlafen müssen. Das sind Kleinigkeiten, die für ein besseres Leben entscheidend sind. Das Ergebnis: Unser Haus ist schön, groß, hell, luftig, wohnlich und erholsam. Es ist sowohl ein Ort des Durchgangs als auch der Begegnung. Offen für viel Bewegung und voller Leben. Jedesmal, wenn ich die Tür öffne, überkommt mich ein Gefühl von Ruhe und Freude, egal, wie die Stimmung des Tages ansonsten aussehen mag. Und wenn ich gelegentlich erschöpft und gereizt nach Hause komme, ziehe ich mich in den Garten zurück, wo ich mich eine halbe Stunde als Gärtnerin betätige oder zumindest so tue. Dann weiß jeder, daß er mich unter keinen Umständen stören darf. Wenn ich Schaufel und Harke aus der Hand lege und Lorbeer und Enzian den Rücken kehre, bin ich endlich bereit, meiner Sippe entgegenzutreten.

Die Einweihungsfeier fand sechs Monate nach unserem Umzug statt. Sie war eine Gelegenheit, die Verbindung zu den vielen Leuten aufzufrischen, die Philippe seit seinem Zusammenbruch nicht gesehen hatten, und es mit Blicken aufzunehmen, die weh taten. Der »erste Kreis« der treuen Freunde war damals sofort gekommen. Die anderen waren weggeblieben. Weil er auf der Intensivstation lag, weil sich das nicht so gut machte, und um ganz ehrlich zu sein auch, weil ich nicht wollte, daß sie Philippe in diesem Zustand sahen. Und was war das für ein Zustand! Philippe war damals entsetzlich anzusehen. Ich für mein Teil hatte mich halbwegs daran gewöhnt, doch ich weiß, daß es für manche ein schrecklicher Schock war. Da konnte ich warnen und vorbereiten, soviel ich wollte, die Wirklichkeit überstieg meine Beschreibungen bei weitem. Ein Freund und Kollege von Philippe hatte darauf bestanden, ihn in Garches zu besuchen – er kam nie wieder und begnügt sich heute damit, von Zeit zu Zeit anzurufen. Der Ingenieur von Matra, der zu Philippe gekommen war, um herauszufinden, welchen Ansprüchen der Computer für ihn genügen mußte, gestand mir vor kurzem, daß er nach diesem Besuch eine halbe Stunde am Steuer seines Autos gesessen hatte, ohne starten zu können.

Sechs Monate nach Philippes Heimkehr war sein Gesicht soweit schon wieder in Ordnung, aber für diejenigen, die sich an die Zeit vor seinem Zusammenbruch erinnerten, blieb sein Anblick eindrucksvoll: an seinen Rollstuhl gefesselt, ein Auge starr, das andere aus der Reihe tanzend und dazu ein schlecht gebändigter Speichelfaden im Mundwinkel. Er hustete viel, und bei jedem Anfall schien sein ganzer Körper mitzuhusten.

Er lachte auch viel, und wenn er einmal damit begann, konnte er nicht wieder aufhören. Alle, die nach wie vor davon überzeugt waren, daß er

schwachsinnig war, nahmen sein unbändiges Gelächter als eine Bestätigung ihrer Vermutung.

Da wir durch die Einweihungsfeier mit allen auf
einmal konfrontiert waren, fiel es mir leichter, eine
weitere Hürde zu nehmen, nämlich nicht länger
unter all den mitleidigen und verlegenen Blicken
zu leiden, die werten und verurteilen. Um die Trau-
rigkeit zu überspielen, die sie in mir auslösten, half
ich mir mit Ironie und Aggressivität weiter. Noch
heute gibt es Blicke, die mich verletzen und er-
schüttern, doch es werden immer weniger. Gegen
Neugier, Voyeurismus, Gemeinheit und selbst Blöd-
heit kommt man nicht an, es sei denn, man begeg-
net ihnen mit Gleichgültigkeit. Oder Humor. Was
sagt Emmanuel, Philippes rechte Hand, zu allen,
die Philippe auf der Straße anstarren: »Na gut, er
läuft nicht, aber er ist auf Achse!«

Das Leben als Paar –
zweiter Teil

Nach zweieinhalb Jahren Krankenhaus wünschten sich alle, daß Philippe wieder nach Hause kam. An erster Stelle Philippe selbst, der, obgleich er sich nie beklagte, die Einsamkeit, die Ungemütlichkeit und die Verständnislosigkeit wahrscheinlich langsam nicht mehr ertragen konnte. Dann die Ärzte und das Pflegepersonal, die froh waren, einen schwierigen und wegen seines allzu präsenten Umfelds etwas lästigen Patienten loszuwerden. Und schließlich ich selbst, erschöpft von einem zersplitterten Leben, vom vielen Hin und Her und von den Kämpfen mit dem medizinischen Personal. So erschöpft, daß das Wiedersehen zu Hause weniger idyllisch war, als man hoffen konnte. Die Müdigkeit besiegte die Freude um Längen.

Aber es war wirklich nicht der geeignete Moment zum Schlafen! Wenn Pierre auch schon seit Monaten durchschlief, war Philippe doch weit davon entfernt. Er weckte mich nachts mehrmals, weil sein Luftröhrenschnitt verstopft war, der gesäubert werden mußte, wenn man Philippe nicht am nächsten Morgen erstickt vorfinden wollte. Am Anfang gelang es mir noch, sofort wieder einzu-

schlafen, doch dann plagte mich, durch Übermü-
dung und Nervosität begünstigt, die Schlaflosigkeit.
Aus dieser Zeit habe ich immer noch eine regel-
rechte Panik vor gestörten Nächten, und jeder
weiß, daß es gefährlich ist, mich ohne hieb- und
stichfesten Grund aus Morpheus' Armen zu reißen.
Wenn Philippe erkältet ist, schlafe ich in einem
anderen Zimmer, und die Kinder warten immer bis
zum Morgen, um mir von ihren kleinen Wehweh-
chen zu erzählen. Einer Freundin, die mich einmal
bat, auf ihre kleine Tochter aufzupassen, antwortete ich, daß das kein Problem sei, vorausgesetzt, sie
schlafe nicht mit im Haus. Wie ein Stein zu schlafen ist für mich derzeit das beste Mittel, das ich
finden konnte, um meine Batterien wiederaufzuladen – und an nichts mehr zu denken.

Mit Nerven, die zum Zerreißen gespannt waren,
kam mir jeder Anlaß für Ungeduld, Gereiztheit
und Aggressivität wie gerufen. Nach zwei Jahren,
in denen ich mich widerwillig an die Rolle der
alleinerziehenden Mutter gewöhnt hatte, fiel mir
die Rückkehr zum Leben zu zweit sehr schwer,
zumal es sich als recht wacklig erwies. Philippe war
zwar körperlich anwesend, aber er hatte große Probleme, sich ins Familienleben einzufügen. Er sagte
kein Wort und begnügte sich damit, zu lächeln und
zu beobachten, ganz als wollte er die verlorene Zeit
nachholen. Ich hätte mir gewünscht, daß er mich
entlastet, dabei war er eine zusätzliche Last. In der

ersten Zeit bestand seine einzige und ausschließliche Beschäftigung darin, fernzusehen. Von morgens bis abends zappte er sich mit Hilfe seines »James« Stunde um Stunde durch die Programme, wobei er eine deutliche Vorliebe für die Sportkanäle zeigte. Ich verstand, daß seine Lähmung ihn zu diesem Nichtstun verurteilte, aber ich war schon immer der Ansicht, daß zuviel Fernsehen das Gehirn aufweicht, und da ich einen Mann geheiratet hatte, der nicht gerade auf den Kopf gefallen war, hatte ich nun nicht die Absicht, mein Leben mit einem dumpfen Trottel zu beschließen! Abgesehen davon war die ständige Geräuschkulisse im Haus für mich nur schwer zu ertragen. Philippe zu übersetzen, während ein durchgedrehter Journalist wegen eines Elfmeters ganz aus dem Häuschen gerät, erfordert eine Konzentration, die meine Geduld über die Maßen strapazierte – und noch immer strapaziert!

Diese Flucht in die Elektronik lenkte ihn jedoch nicht vom Wesentlichen ab: Er wollte über all mein Handeln und Tun Bescheid wissen. Geschah das aus dem Bedürfnis heraus, daß ich ihm ein bißchen von der Bewegung des Lebens außerhalb abgeben sollte? Oder in dem Bewußtsein, allein zu sein, auch wenn Emmanuel bereits eine perfekte Hilfe war? Aus Eifersucht? Jedenfalls fühlte ich mich überwacht und deutete seine Fragen als Mangel an Vertrauen. »Für wen ziehst du dich so an?« fragte er mich oft, wenn er mich aus dem Haus gehen sah. Als hätte er nicht schon genug Gründe, sich elend zu fühlen, und statt dessen das Bedürfnis, sich zu quälen, indem er mich der Untreue verdächtigte! Ich weiß nicht, ob meine mehr oder minder sanften Erklärungen ihn beruhigten, aber ich hoffe, daß sein Scharfsinn, der zuweilen schon an Zynismus grenzt, letztendlich alle Zweifel wegfegen konnte. Auch ganz objektiv ließ mir meine Zeitplanung nicht eine Nische für einen Liebhaber!

Um allen Fragen vorzubeugen, stellte ich detaillierte Rechenschaftsberichte über meine wahnwitzigen Tagesabläufe zusammen: Um zehn Uhr setzte ich mich aufs Fahrrad, um 10.10 Uhr war ich am Supermarkt, kaufte drei Päckchen Butter, zwei Pakete Windeln, fünfundzwanzig Rollen Kleenex... Als er mich mit meiner Liste ankommen sah, verzichtete er darauf, alles zu erfahren. Ich kämpfte weiter darum, mir etwas Luft zu verschaffen. Die Kinder mußten versorgt werden, ein Babysitter mußte her, ein Pfleger, ein Krankengymnast, ein Logopäde. Berge von Papierkrieg mußten abgearbeitet werden. Ich mußte übersetzen, organisieren, planen, verwalten, zu Hause ein Krankenhaus einrichten. Ich glaube, ich habe noch nie so viel geweint. Die Einrichtung dieser komplizierten Infrastruktur nahm mich rund um die Uhr in Anspruch, und Philippes Anwesenheit roch nach Inquisition. Manchmal trauerte ich meinem Leben als Single nach, das unkompliziert und ohne jeden materiellen Zwang gewesen war: Spontan ins Kino oder zu Freunden gehen, ohne irgendwem Bescheid sagen zu müssen, es mir im Bett mit einem Stapel Illustrierten gemütlich machen, ein Schmöker, Fernsehen, Telefon ... Egal, ob sie gut oder schlecht sind, man verfällt schnell in bestimmte Gewohnheiten. Ich für mein Teil neige wohl, noch verstärkt durch das, was ich erlebt habe, von Natur aus dazu, mich an tausend belanglosen Kleinigkeiten zu erfreuen. Ich mußte wieder lernen, alles zu teilen, ohne den Eindruck zu haben, dadurch eine Freiheit zu verlieren, die mir kostbar ist, auch wenn sie mit einem zuweilen entsetzlichen Gefühl der Einsamkeit einhergeht.

Zwei Monate nach Philippes Rückkehr eröffnete ich ihm, daß ich ihm nicht mehr selbst zu essen geben würde. Ich kümmerte mich nur noch um das Frühstück, aber auch das war zwischen dem Aufstehen der Kinder, dem Abmarsch zur Schule und der Ankunft von Emmanuel und dem Krankenpfleger noch zuviel für mich. Für Philippe war das schon zuwenig. Er verstand diese Entlastung als den ausdrücklichen Wunsch meinerseits, mich von ihm zu entfernen, ihn in fremde Hände zu geben und mich immer weniger um ihn zu kümmern. Unsere Auseinandersetzungen waren hart. Wie sollte ich ihm erklären, daß meine Entscheidung nicht einfach von maßlosem Egoismus und Gleichgültigkeit ihm gegenüber diktiert war? Die Wahrheit ist, daß ich weder als Krankenschwester noch als Pflegerin tauge, beides Rollen, die auf eine Beziehung der Abhängigkeit und der Infantilisierung hinauslaufen, gegen die ich mich unaufhörlich wehre. War es meine Mutter, die mir diesen Floh ins Ohr setzte? Als sie mich einmal anrief, antwortete ich ihr, daß ich keine Zeit habe, mit ihr zu reden, weil ich gerade dabei sei, Philippe zu füttern. Wie man sein Kind füttert. Mit viel Feingefühl gab meine Mutter zu bedenken, daß ich die Sache auch anders formulieren könnte. Beispielsweise könnte ich sagen, daß Philippe gerade beim Frühstück sei. Sie würde dann schon verstehen, und ich müßte nicht in die Rolle und in die Denkweise eines Kindermädchens wider Willen schlüpfen. Ich war und bin Philippes Frau, und ich gedenke auch, es zu bleiben. Darum verbiete ich mir, außer im äußersten Notfall, auf Rollen einzugehen, die zwar Formen von Zärtlichkeit und Hingebung annehmen, aber hinterrücks die Liebe töten.

Um mich mit einem Grund, der vor den Augen meines Zerberus bestehen konnte, aus dem Haus zu stehlen, mußte ich eine Beschäftigung finden, die er so akzeptiert, daß er sie nicht sabotiert. Ansonsten würde er bei meinem kleinsten Versuch, aus dem Haus zu gehen, einen dringenden Vorwand finden, um mich zurückzuhalten! Es gab nur eine Lösung: wieder arbeiten zu gehen. Übrigens war es Philippe, der mich in einem früheren Leben gedrängt hatte, zu arbeiten. Nach Capucines Geburt, als ich gerade mein Diplom gemacht hatte, sehnte ich mich nur nach der Rolle einer jungen Mutter am häuslichen Herd. »Setz eine Weile aus, wenn du willst, aber dann geh arbeiten, sonst bereust du es später.« Ich war gut beraten, seinem Vorschlag, der einer Vorahnung gleichkam, zu folgen.

Ich hatte das Glück, von einem alten Kunden angestellt zu werden, bei dem ich für den Finanzverkehr zuständig bin. Und zwar unter idealen Bedingungen für einen relativ reibungslosen Tagesablauf zu Hause: drei Tage in der Woche, in Spitzenzeiten ein bißchen mehr, und mit allen Schulferien. Ich begann im Oktober 1993 und arbeite seither ohne Unterbrechung. Inzwischen hat sich mein Job weiterentwickelt, und ich habe einen neuen Posten. Ich liebe meine Arbeit, die mir einige Unabhängigkeit gibt und die für mich ein unentbehrliches Tor zur Außenwelt ist. Zum einen ist da mein Zuhause, zum anderen mein Job. Eines erlaubt mir, Abstand vom anderen zu gewinnen, und umgekehrt. Durch Philippes Zusammenbruch habe ich gelernt, Notfälle und Tragödien zu relativieren, und auch wenn ich vollständig in meiner Arbeit aufgehe, weiß ich, daß sie nicht das ganze Leben ist. Auf der anderen Seite weiß ich auch, daß es ein Leben außerhalb der eigenen vier Wände gibt und daß ich auch dort meinen Platz habe.

Und ich?

Warum bin ich geblieben? Aus Liebe. Und auch aus Pflichtgefühl. Ich hätte vielleicht weggehen und anderen, zum Beispiel meinen Schwiegereltern, die Aufgabe überlassen können, sich um ihren Sohn zu kümmern. Aber das ist mir nie in den Sinn gekommen. Ich blieb, weil es vor dem Unglück acht Jahre der Liebe gegeben hatte, acht Jahre, in denen ein Fundament entstanden war, das diesem Erdbeben von einer Stärke, die auf der Richterskala nicht vorgesehen ist, trotzen kann.

Regelmäßig überkommt mich der Wunsch, alles hinzuwerfen, und regelmäßig verschwindet er auch wieder. Ich würde es niemals übers Herz bringen. Ich habe mich hier viel zu sehr abgemüht, um anderswo noch einmal neu anzufangen. Also bleibe ich und halte durch, mit Bedacht und ohne mir noch länger Fragen zu stellen. »Die Hölle gibt es wirklich, aber sie ist direkt hier auf Erden«, erklärte ich einmal einem besorgten kleinen Mädchen, dem man in der Schule etwas über den Tod erzählt hatte.

Wie habe ich in dieser »Hölle« durchgehalten?

Stets behütet und gestützt von Freundschaft und Selbstlosigkeit. Aber immer auch mit einem unglaublichen Gefühl der Einsamkeit, mit der Überzeugung, daß ich mit niemandem teilen konnte, was ich empfand, weil niemand sich vorstellen konnte, auch die engsten Freunde nicht, wie diese Angst und später dann dieser Druck und diese Spannung in jeder Sekunde jedes Tages aussahen. Bei manchen ließ ich mich bisweilen gehen und weinte, doch das liegt mir nicht besonders, und wenn ich merke, daß mich die Tränen zu ersticken drohen, verjage ich sie mit gewaltigen Anfällen von Hyperaktivität. Das entspricht meinem Temperament schon eher! Andererseits werfen mich von Zeit zu Zeit unbeschreibliche Anfälle von Müdigkeit zu Boden. Das ist dann meine Art, gelähmt zu sein und »Stopp!« zu sagen, meine Art, nichts mehr sagen und tun zu können. Eine ganze Weile bin ich dann wie versteinert, fix und fertig, und auch wenn die Welt zusammenbrechen würde, könnte ich keinen Finger rühren. Dann komme ich, wie in der Werbung, nach dem Schlag wieder in Fahrt, oftmals dank der Kinder, die mich wieder auf Trab bringen, indem sie mir etwas von ihrer Energie abgeben.

In den ersten beiden Monaten dachte ich ausschließlich an Philippe, da nur wichtig war, daß er aus dem Koma erwachte und dem Schlimmsten entging. Dann mußte ich an Capucine und Juliette denken. Und schließlich auch an mich, denn ich war ja nicht allein, und wenn ich wollte, daß das Leben weiterging, mußte ich gut in Form sein, um es so nehmen zu können, wie es inzwischen war.

An mich zu denken hieß, auf tausend verschiedene Tricks zurückzugreifen, die mir den Anschein von Wohlbefinden gaben. Zunächst die Massagen, die den von der Angst verkrampften Körper entspannen sollten. Dann die Knochentherapie, um einen Rücken zu reparieren, der durch besondere Manöver überfordert war: Philippes Transporte vom Bett zum Rollstuhl und zurück. Außerdem Yoga, um richtig atmen zu lernen und meine Nerven zu glätten. Eine Energotherapie, um meine Energien zirkulieren zu lassen. Viele wirksame Methoden, auf die ich eine Weile zurückgriff, bevor ich sie wieder aufgab. Bis nämlich mein Körper, dieses höchst zuverlässige Barometer, wenn mein Kopf sich weigert, seine Grenzen zu erkennen, mir signalisierte, daß ich genug davon hatte, alles allein zu tragen. Im wörtlichen wie auch im übertragenen Sinn.

Um mir das Leid, das ich verschwieg, von der Seele zu reden und ein bißchen von der Wut, von der Auflehnung und von der Verstörtheit abzulassen, die mich zu zerfressen drohten, ging ich drei Jahre zu einer Psychotherapeutin, die mir half, etwas Ordnung in mein Chaos zu bringen. Ein zweifellos unerläßlicher Schritt, der jedoch absolut nichts an den Realitäten ändern konnte: Ich war die Frau eines Behinderten, ich hatte drei Kinder, ich mußte mich verantwortlich fühlen. Das war meine freie Entscheidung – niemand hatte mich gezwungen zu bleiben.

Dann wechselte ich vom Unbewußten zum Irrationalen und konsultierte einige Hellseher und Astrologen. Wenn sie auch die Fähigkeit besitzen, die Gegenwart zu erkennen, tun sie sich doch oft schwerer damit, in die Zukunft zu sehen. Aber durchweg alle prophezeiten mir, ohne sich abzusprechen, daß ich noch Höhen und Tiefen durchleben würde! Das war, um ehrlich zu sein, nicht gerade eine überraschende Offenbarung, aber wenigstens beruhigten sie mich. Die Karten und die Sterne sagten, daß Philippe leben würde. Einer von ihnen forderte die Vorsehung heraus und prophezeite mir ein sehr ruhiges, glückliches Alter. Wenn er wüßte, wie wohl mir die Vorstellung von der zwar gebrechlichen, aber sorgenfreien Großmutter damals tat! Ich glaubte daran, ohne wirklich daran zu glauben; doch in unserer Lage war jeder Strohhalm recht: Gebetszirkel, Heiligenbildchen, kleine Taschentücher, die in das Wasser von Lourdes getaucht waren …

Ernstzunehmender und konkreter ist hingegen mein Bedürfnis, zu verreisen, um nicht völlig zusammenzubrechen. Allein, das heißt ohne ein Mitglied der Familie, doch in Begleitung einer Freundin. Um meine Batterien wiederaufzuladen, mich zu regenerieren und – wie herrlich! – nichts, absolut nichts weiter zu tun, als mich zu entspannen und mich an den Farben der Blumen, an der Schönheit der Landschaft und an der Anmut der Dinge zu erfreuen. Endlich kann ich die dahinfließende Zeit genießen, ohne eingreifen und ihren Lauf bestimmen zu müssen.

Als ich im Mai 1991 das erste Mal den Wunsch äußerte, eine Weile zu verschwinden, gab es ein regelrechtes Drama. Philippe war außer sich und warf mir vor, ihn im Stich zu lassen, während ich durchaus nicht so ruhig war, wie ich den Anschein erweckte. Lange Verhandlungen und eine gehörige Portion Willenskraft waren nötig, um standhaft zu bleiben und nicht darauf zu verzichten, trotz allem wegzufahren. Mein erschöpfter Organismus rächte sich. Eine heftige Angina verdarb meine erste Flucht nach La Baule ans Meer, eine Flucht, während der Philippe seine Schwester damit beauftragte, mich jeden Tag anzurufen, damit er sicher sein konnte, daß ich ihn nicht vergaß. Aber das genügte nicht, um mich davon zu überzeugen, diesen Versuch nicht noch einmal zu unternehmen.

Seither zwinge ich mich, regelmäßig zu verreisen. Theoretisch gestehe ich mir das zweimal im Jahr zu, aber in der Praxis passiert es mir immer noch, daß ich einen Urlaub versäume! Trotzdem sind diese Pausen unerläßlich. Ich weiß es, und ich kenne mich jetzt gut genug, um zu spüren, wann ich mich aus dem Staub machen sollte, auch wenn ich mir Augen und Ohren zuhalten muß, um nicht doch noch darauf zu verzichten.

Diese Augenblicke gesuchter Einsamkeit sind um so notwendiger, als Philippe immer zu Hause ist. Sie sind gewissermaßen ein Ersatz für die Ferien, die ich so gern mit ihm verbringen würde — mit ihm auf zwei gesunden Beinen.

Sicherlich liegt viel Egoismus in diesem Bedürfnis, aber auch die bescheidene Erkenntnis, daß ich nicht unabkömmlich bin. Ich glaubte lange, ohne mich ginge gar nichts, ich wollte alles beherrschen, kontrollieren, lenken. Mit der Zeit lernte ich, zu delegieren und zu relativieren. Ich wurde fatalistisch. Was kommen sollte, würde kommen, ob gut oder schlecht, ob ich da war oder nicht. Das Schlimmste konnte genausogut an einem Tag passieren, da ich mich in Paris herumtrieb. Also — *inschallah*! Komme, was da wolle! Ich zögere noch, suche nach Vorwänden, um die Reise zu verschieben oder rückgängig zu machen, doch wenn ich mich dann einmal entschlossen habe, kann mich nichts mehr zurückhalten, und schon geht alles besser. Die Aussicht auf diese privilegierten Momente ist ein Silberstreif am Horizont.

Um das Maß vollzumachen, rufe ich auch nur einmal an, um mitzuteilen, daß ich gut angekommen bin. Dann herrscht Funkstille. Diese Angewohnheit habe ich, seit Philippe den armen Emmanuel aufforderte, einfach den Hörer aufzulegen, weil ihm der Zeitpunkt meiner Rückkehr nicht paßte, und das, nachdem ich in einem gottverlassenen Nest in Griechenland lange entnervt nach einer Telefonzelle gesucht hatte. Seitdem schütze ich mich vor seinen Stimmungsschwankungen. Urlaub ist Urlaub.

Die Kinder haben sich, ohne zu maulen, daran gewöhnt, und wenn sie meiner Rückkehr ungeduldig entgegensehen, dann nicht nur, weil sie sich freuen, daß ich wieder da bin, sondern wenigstens genauso, weil sie es kaum erwarten können, meine Koffer auszupacken und die Geschenke zu finden, die ich ihnen mitbringe. Sobald ich die Haustür hinter mir geschlossen habe, mache ich mir keine Gedanken mehr um sie und um Philippe, dem es zunehmend bessergeht und der mir ausgiebig bewiesen hat, daß er so etwas wie ein Koloß ist, den nichts anficht. Ich mache mir nicht mehr die Mühe, den Kühlschrank und die Vorratsschränke aufzufüllen, Ärztelisten für den Fall der Fälle aufzustellen und Ersatzpersonal zu suchen. Emmanuel und Leila sind da und sorgen für einen regulären Tagesablauf, und unsere Freunde Louis und Annick ziehen so lange zu uns ins Haus und nutzen die Gelegenheit, um die jungen, ach so lieben Großeltern zu spielen, die die Kinderchen verwöhnen, und unser Schlafzimmer in eine Spielhölle verwandeln, wo sie mit Philippe Kartenspiel-Turniere austragen.

Louis vertritt übrigens die Ansicht, daß »Abwesenheit die Zweisamkeit festigt«. Ohne sich dessen bewußt zu sein, ist er ein Weiser. Seine Weisheit, die aus Freundlichkeit, Humor und wunderbarer Intuition besteht, ist eine Gabe, an der er uns mit außergewöhnlicher Großzügigkeit teilhaben läßt.

Ich habe gelernt, mir in der Zeit zwischen zwei Soloausflügen − komme, was da wolle − Zeit für mich zu nehmen und mir einige Augenblicke hart erkämpfter Freiheit zu bewahren. Fünf lange Jahre lebte ich zwischen Kämpfen und Herausforderungen, zwischen Krankenhaus und Bauarbeiten, zwischen Komplikationen und Angst stets wie auf dem Sprung. Von meinem Wunsch, wieder ein halbwegs normales Leben aufzubauen, ganz in Anspruch genommen und geblendet, sperrte ich mich, ohne es zu merken, auf meine Art auch ein. Ich stand morgens mit verkniffenem Gesicht auf, die Stirn von einer tiefen Sorgenfalte durchfurcht: eine alte Frau von undefinierbarem Alter, kaputt bis auf die Knochen, ausgelaugt bis aufs Mark. Vor zwei Jahren läutete eine Freundin, die für ein paar Tage zu uns ins Allier gekommen war, freundlicherweise die Alarmglocken: »Du bist im Begriff, dich zu verhärten, du läßt dich mit deiner Geschichte zu sehr von deinem Kopf leiten.« Ich werde ihr nie genug dafür danken können, daß sie mir die Augen öffnete. Um weiterzumachen, mußte ich lernen, aufzuhören!

In jenem Jahr begann ich wieder Golf zu spielen und zu reiten, zwei Sportarten, die ich sehr mag und die ich nach dem Unglück aufgegeben hatte. Ich zwang mich in jenen Ferien, jeden Tag von 16 bis 19 Uhr aus dem Haus zu gehen, um ein Spielchen zu wagen. Angesichts der Anschuldigungen der Kinder (»Was, du gehst schon wieder weg!«) und Philippes Vorwürfen (»Du machst wirklich alles, bloß um dich nicht um mich zu kümmern«)

mußte man schon wirklich Lust dazu haben. Die Ruhe der baumbestandenen Golfstrecken überzeugte mich, dabei zu bleiben, und nichts könnte mich davon abhalten, auf das Spielen zu verzichten.

Genauso kann ich mir mein Leben nicht mehr ohne die Freuden und die wohltuende Wirkung von Bastelarbeiten vorstellen! Die Porzellanmalerei bringt mir eine unersetzliche Ruhe, die ich keinesfalls missen möchte, auch wenn Philippe sich über mich und meine spießigen Hobbys lustig macht. Was macht es schon, daß ich eine alberne Figur abgebe! Ich liebe diese Augenblicke, wenn ich mich mit meinen Freundinnen zum Kaffee treffe und wir über alles reden, was uns durch den Kopf geht, wobei ich es zutiefst genieße, einer praktischen Tätigkeit nachzugehen. Mein Geschirr ist der Beweis. Ich muß produktiv sein, auch wenn es Kinkerlitzchen sind.

Mit diesen Fluchten der verschiedensten Art schuf ich mir einen Freiraum, der ausschließlich mir gehört, und ich habe aufgehört, mein Leben als Gefängnis zu betrachten. Unser allseitiges Gleichgewicht beruht auf dieser Unabhängigkeit, die mir half, zu meinem richtigen Alter zurückzufinden. Heute bin ich wieder fünfunddreißig Jahre alt, obwohl ich das Gefühl habe, daß fünfzig Leben hinter mir liegen.

Stürze und unbändiges
Gelächter

Ein Rollstuhl-Führerschein ist nicht Pflicht.
Trotzdem braucht man viel Übung und eine
genaue Kenntnis des Fahrzeugs und des Bodens, auf
dem man sich bewegt. Die Ausbildung sollte mit
einigen Stunden intensiven Muskeltrainings und
mit einer Einführung in die Mechanik beginnen.
Ein schlecht aufgepumpter Reifen, und der Rollstuhl ist doppelt so schwer. Wenn jeder holperige
Bürgersteig bereits Himalaja-Dimensionen an-
nimmt, kann man sich vorstellen, wie nützlich
kräftige Arme sind.

Um unsere Muskeln zu entlasten und auf dem
Weg des Fortschritts voranzuschreiten, hatten wir
eine Zeitlang einen elektrischen Rollstuhl. Dieses
Fahrzeug war die Freude der Kinder, doch nachdem
es zwei-, dreimal mit Philippe durchgegangen war
und ihn unter Mißachtung unserer Hoffnungen auf
Freiheit auf direktem Weg fast gegen die Wand oder
die Treppe geschleudert hatte, setzten wir lieber auf
die Zuverlässigkeit des Menschen statt auf die der
Technik. Allerdings bewahrt menschliche Kunst-
fertigkeit nicht vor Zerstreutheit und Ungeschicklichkeit.

In unserem ersten Urlaub im Allier beschlossen Pascale und ich, einen Spaziergang durch Philippes Lieblingswald zu unternehmen. Nach ein paar Metern überzeugte uns ein Mückenschwarm davon, lieber umzukehren, und wir stolperten mehr schlecht als recht zum Auto zurück. Ich begann, den Rollstuhl auf die Rampe zu laden, als ich meinen Neffen bemerkte, der sich mit Reis-Chips vollstopfte und diese sorglos im Auto verstreute. Ich machte eine ärgerliche Bewegung auf ihn zu und vergaß dabei, daß man immer hinter dem Rollstuhl bleiben muß. Ein dumpfes Geräusch setzte meiner Schimpftirade unvermittelt ein Ende. Philippe lag auf dem Boden, mit dem Hintern nach oben, und brüllte vor Lachen. Nach dem ersten Schreck gelang es uns, ihn unversehrt wieder aufzurichten. Zweifellos hatte ihn die Kopfstütze, die ihn noch hielt, vor dem Schlimmsten bewahrt. Pascale und ich brauchten gut und gern zwei Stunden, bis wir uns von dem Zwischenfall erholt hatten, und wir schworen uns, daß Philippe sich in Zukunft mit den Bäumen im Garten begnügen sollte. Er hingegen schien ausgesprochen entzückt von diesem kleinen Intermezzo zu sein.

Jeder Sturz ruft bei ihm Heiterkeit und bei uns Panik hervor. An einem Samstagnachmittag hatten wir beschlossen, ins Kino zu gehen. Meine Schwiegermutter wollte auf die Kinder aufpassen, und mein Schwiegervater, der sah, daß ich ein bißchen abgespannt war, erbot sich, Philippe ins Auto zu bringen. Kurz darauf platzte meine Schwiegermutter in meine Vorbereitungen und rief mich zu Hilfe. Ich stürzte in Windeseile die Treppe hinunter und wurde Zeugin eines recht ungewöhnlichen Schauspiels: Mein Schwiegervater schrie, die Leute standen am Fenster, und der Rollstuhl lag umgekippt auf der Seite. Er war von der Rampe gerutscht. Mit der Kraft und der Ruhe, die in Augenblicken großer Panik sinnvollerweise in mir wohnen, gelang es mir, Philippe und den Rollstuhl anzuheben und beide wiederaufzurichten. Die Brille ins Gesicht gedrückt und mit eingravierten Reifenspuren auf dem Arm brach Philippe wieder einmal in Gelächter aus. Zwischen zwei Schlucksern bedeutete er mir, daß wir ruhig abfahren könnten. Ich verfrachtete ihn ins Auto, und unter den verdutzten Blicken der Nachbarn starteten wir und ließen meinen Schwiegervater leichenblaß mitten auf der Straße stehen. Als wir zurückkamen, saß er immer noch wie vom Schlag gerührt auf dem Sofa. Seitdem wagt er es nicht mehr, sich freiwillig zu melden, wenn es um den Transport des Rollstuhls geht.

Auch wenn Philippe sich niemals über unsere Ungeschicklichkeiten beklagt und das Taktgefühl soweit treibt, daß er sie sogar mit unbändigem Gelächter begrüßt, versteht es sich von selbst, daß wir sie lieber vermeiden. Wir bemühen uns auch, so gut es geht, sein Wohlbefinden im Auge zu behalten — eine relativ leichte Aufgabe, da wir dabei wunderbar von ein paar Geräten wie etwa seinem »James« unterstützt werden, der es ihm gestattet, Computer und Fernseher zu bedienen und vor allen Dingen, uns bei Bedarf zu rufen. Als »James« einmal kaputt war, lebten wir in ständiger Alarmbereitschaft wie damals in den Zeiten von Garches, und wir trauten uns nicht, ihn allein zu lassen, weil er uns im Notfall ja nicht mehr verständigen konnte. Seit »James« nach einem langen Monat endlich wieder funktioniert, ist er erneut ein unübertrefflicher Verbündeter, auf dessen Signale wir augenblicklich reagieren.

Doch das ändert nichts an der besonderen Aufmerksamkeit, die man für einen *Locked-in*-Patienten haben muß. Sie läuft nicht über das Gehör, sondern über die Augen, die trotz des Trainings, dem sie unterliegen, nicht immer auf den ersten Blick verstehen. Wenn ich plötzlich merke, daß Philippe mit starren, hervorquellenden Augen den Kopf schüttelt, brauche ich eine gewisse Zeit, um die Art der Angst oder des Schmerzes herauszufinden. Manchmal ist es ein von der Lehne gefallener Arm, durch den die Finger ins Rad gekommen sind; manchmal eine Wespe oder eine Hornisse, die vor der Öffnung des Luftröhrenschnitts umhersummt, oder eine Fliege, die ihn am Hals kitzelt, ohne daß er sie verjagen kann; oder auch eine »Baby-Möhre« tief in der Kehle, die Juliette liebevoll geerntet und verschenkt hat... Die Welt ist voller Gefahren, die wir nicht kennen. Für uns kann sich sogar eine Mohrrübe als tödlich erweisen. Aus dem Harmlosen kann das Schlimmste erwachsen. Wir müssen froh sein, wenn wir dem entgehen und über unsere Angst lachen können. Lachen ist ein Ventil.

Privatleben
in der Öffentlichkeit

Philippes Heimkehr hat zu einer Vergrößerung der Familie geführt. Nicht, weil wir seine Rückkehr in den Schoß der Familie mit der Geburt eines dritten Kindes feierten, sondern weil uns die Umstände zwangen, uns mit kompetenten, zuverlässigen Menschen zu umgeben.

Der erste, der den Kreis erweiterte, war Emmanuel. Die Anwesenheit einer dritten Person während eines Wochenendes mit Philippe schien mir unerläßlich zu sein. Als ich im fünften Monat schwanger war, stand ich einmal plötzlich vor der Situation, daß ich versuchte, den Rollstuhl auf einen holperigen Bürgersteig zu heben, während ich Capucine an meiner Seite hatte und Juliette auf dem Schoß ihres Vaters saß, reglos wie eine Mumie aus lauter Angst, herunterzufallen. Schlagartig wurde mir damals klar, daß ich eine Grenze erreicht hatte, bei deren Überschreitung ich riskierte, endgültig kapitulieren zu müssen. Daher die Notwendigkeit, jemanden einzustellen, der bei Philippe für mich einspringen sollte. Aber wen?

Glück und Zufall haben uns Emmanuel geschickt. Als ich mit einer Personalagentur telefo-

nierte, stand er gerade vor meiner Gesprächspart-
nerin und signalisierte Interesse für mein Angebot.
So kam Emmanuel im März 1992 zu uns. Seither
verbrachte er die Wochenenden mit uns, später
auch die Ferien im Allier, in denen er (fast) Pierres
Geburt miterlebte, dann zog er mit nach Kerpape,
wohin Philippe ohne ihn nicht gefahren wäre. Und
schließlich folgte er uns nach Levallois, wo er nun
täglich von 9 bis 18 Uhr sowohl Philippes Begleiter
als auch sein Prügelknabe ist, sein Vertrauter, sein
Unterhändler, seine Arme, seine Hände ... Zusammen bilden sie ein explosives Gespann. Die Smith
& Wesson aus Levallois! Die Geschichte einer wah-
ren Freundschaft! Mit viel stillschweigendem Einvernehmen, Anschnauzern und Zickereien, aber
unzertrennlich. Um dem Ganzen die Krone aufzusetzen, sei hinzugefügt, daß die Kinder und ich
Emmanuel auf der Stelle annahmen und daß das
offenbar auf Gegenseitigkeit beruht.

Im Oktober 1993 kam Leila in unseren etwas spe-
ziellen Klub. Ich hatte eine Annonce in die Lokal-
zeitung des Allier gesetzt, und unter den etwa zehn
Bewerbern wählte ich sie aus. Allerdings entsprach
sie ganz und gar nicht dem Prototyp eines Kindermädchens. Sie war eine junge, hübsche Brünette
von kleiner und zarter Statur mit enganliegen-
den Stretchhosen und hochhackigen Schuhen und
schien damit nicht das erforderliche Format für die
schwere Aufgabe zu besitzen, die ich ihr in Aussicht
stellte, nämlich sich in meiner Abwesenheit um
drei Kinder zu kümmern und ein großes Haus auf

Hochglanz zu bringen. All das beeindruckte sie überhaupt nicht. Mit einem Abschluß als Sekretärin in der Tasche, aber nicht länger gewillt, sich mit Arbeiten abzugeben, die sie nicht interessierten, hatte sie beschlossen, sich dem zu widmen, was sie am liebsten hatte: Kinder. Ein bißchen Putzen und Fegen als Zugabe schreckten sie nicht. Mein Instinkt hatte nicht getrogen. Bei aller Zartheit ist Leila unermüdlich. Und zäh. Will man sich davon überzeugen, genügt es mitanzusehen, wie sie die Kleenex-Paletten oder die Kästen mit Mineralwasser hochhebt, die Philippe in rauhen Mengen verbraucht.

Von wem stammt eigentlich der Ausspruch, daß man sich seine Familie nicht aussuchen kann? In unserem Fall hat sie sich glücklich zusammengefügt und entwickelt. Emmanuel und Leila gehören jetzt dazu. Sie bilden den zweiten Motor des Hauses, in dem ohne sie alles schieflaufen würde, vorausgesetzt, es würde überhaupt noch etwas laufen. Mit Feingefühl und Instinkt gelingt es ihnen, an unserem hundertfünfzigprozentigen Leben teilzunehmen und gleichzeitig diskret im Hintergrund zu bleiben – eine heikle Aufgabe, wenn man bedenkt, daß sich bei uns alles völlig unverhüllt abspielt. Als freiwillige Helfer und unfreiwillige Zeugen sind sie beide in alles eingeweiht, was zwischen uns geschieht, und sie sind nicht nur Hilfskräfte, sondern auch Vermittler – eine strategische Rolle, der jeder von uns auf seine Weise nachkommt. Emmanuel zwischen Philippe und mir, Leila zwischen den Kindern und mir, Emmanuel zwischen den Kindern und Philippe, ich zwischen Philippe und Emmanuel und so weiter. Der Himmel weiß, wie notwendig es ist, unsere unter Hochdruck stehenden familiären Beziehungen regelmäßig zu entschärfen!

Im Laufe der Monate lernten wir, zusammenzuleben, umgänglicher zu werden und uns zu respektieren, indem jeder ein bißchen zurücksteckte und den anderen mit seinen Marotten akzeptierte. Auch wenn ich manchmal herumschrie, weil ich einen Gegenstand nicht genau da wiederfand, wo ich ihn hingeräumt hatte, sind solche Kleinigkeiten doch nichts im Vergleich zu dem Zusammenhalt, der sich zwischen uns allen herausgebildet hat.

Um diesen »harten Kern« kreisen einige Satelliten: der Krankengymnast Pierre, die Krankenpfleger Gilles und Jacqueline, die zweimal am Tag abwechselnd kommen, zum Aufstehen und zum Zubettgehen, eine Logopädin und Patrick, der Yogalehrer. Dazu noch andere, wie etwa Emmanuels »Doubles« für den Abend und die Wochenenden. Bei dieser Aufzählung hat man fast den Eindruck, die Beschreibung einer Fitneß-Kur für einen gestreßten Sonnyboy zu lesen. Nur daß die Kur bei uns das ganze Jahr über dauert und daß dieser »Luxus« Philippe entscheidend dabei hilft, seinen Körper zu kräftigen, geschmeidiger zu werden und einen Hundertstelmillimeter voranzukommen. Diese Satelliten, die unsere Freunde wurden, sind unentbehrlich für ihn, und ihre regelmäßigen und häufigen Besuche schaffen enge Bindungen. Auch Komplizenschaft und Spannungen. Einmal gabelte ich einen von ihnen unversehens auf der Straße auf. Er drohte damit, nie wiederzukommen, weil Philippe eine bissige Bemerkung gemacht hatte. Ach! Man muß zugeben, daß einem wirklich keine Zeit bleibt, sich zu langweilen! Man geht, man kommt, man redet, man lacht, man wuselt herum, man zankt. Da ist Leben, da ist Stimmung, wenn auch manchmal zuviel, aber letztlich ist da Freude.

Diese ständige Bewegung halten zahlreiche Freunde aufrecht. Die, die uns besuchen, um mit Philippe zu essen; die, die zum Bridgespiel kommen; die, die ihm Neuigkeiten von draußen bringen und sich bei der Gelegenheit wichtige Ratschläge von ihm holen; die, die sich anmelden; die, die unverhofft auf und davon stürzen; die, die von Anfang an da waren; die, die sich zeigten, als wir sie gar nicht erwarteten; die, die wir ohne diese ganze Geschichte vielleicht nie getroffen hätten... All die, die Gutmütigkeit, Feingefühl und Aufgeschlossenheit mitbringen. Was für eine Familie!

Obgleich anfangs nur unfreiwillig geduldet, ist dieses Leben in der Gemeinschaft nicht so beschaffen, daß es mir nicht gefällt, und falls es eines Tages aufhören sollte, wird es mir vermutlich fehlen. Aber es hat auch seine Schattenseiten. Es ist schwer, Raum und Zeit für ein richtiges Privatleben zu finden. Wir müssen bis 20.30 Uhr warten, um ein »normales« Ehepaar zu werden, um endlich zu zweit statt zu viert, zu sechst, zu acht oder in noch größerer Runde zu sein. Da kommen ganz schön viele zusammen. Leute, die willkommen und geliebt sind und deren Zuneigung und Anteilnahme in jeder Sekunde kostbar sind, die mir aber eben manchmal das Gefühl geben, daß sich mein gesamtes Leben vor Publikum abspielt. Es ist nicht selbstverständlich, vor einem Dritten aufzuwachen und aufzustehen, aber so liegen die Dinge nun mal. Ich arrangiere mich und bin vernünftig, denn entweder spiele ich selbst die Krankenschwester, oder ich akzeptiere diese Gäste, aber manchmal fahre ich aus der Haut.

Pascale, meine Schwägerin, Verbündete und Komplizin, bekam das eines Tages zu spüren. In den Zeiten von Garches hatte uns unser schönes Einvernehmen den Spitznamen »die zwei Tigerinnen« eingebracht. So nannte uns das medizinische Personal, das schon daran gewöhnt war, uns zu sehen, zusammen oder einzeln, aber immer von dem gleichen Wunsch, der gleichen Hartnäckigkeit und der gleichen Leidenschaft beseelt, die Dinge zu beschleunigen und Philippes Betreuung zu verbessern. Mehr als einmal half Pascale auch als Botin zwischen ihrem Bruder und mir aus. Als es mir einmal unmöglich war, ins Krankenhaus zu fahren, war sie die einzige, die ihm das plausibel machen konnte und die einem Fernbleiben die Dramatik nahm, das kein Fluchtversuch, sondern Notwendigkeit war. Pascale war es auch, die während eines mehrtägigen Urlaubs bei uns zu Hause für mich einsprang. Um gegen jeden eventuellen nächtlichen Zwischenfall gewappnet zu sein, hatte sie sich in unserem Schlafzimmer und in unserem Bett einquartiert. Als ich das erfuhr, explodierte ich. Ihr Bemühen, alles möglichst richtig zu machen, erschien mir wie das Betreten eines fremden Reviers, das in meinen Augen tabu bleiben muß. Meine heftige Reaktion tat ihr sicherlich weh, doch sie verdeutlicht einen Widerspruch meines Lebens: die Unmöglichkeit, im Alltag auf andere zu verzichten, einerseits und den Wunsch nach einem vor allen fremden Blicken geschützten Privatleben andererseits.

Wo ist die Grenze zwischen gemeinsamer Lebensbewältigung und einem Sich-zur-Schau-Stellen? Die Schüchterne in mir findet in diesem öffentlichen Leben die Gelegenheit, sich überschwenglicher Äußerungen zu enthalten, die ohnehin nicht zu ihrem Wesen gehören, und es widerstrebt ihr, sich in einem Licht zu zeigen, das, zumal durch Müdigkeit und Ungeduld begünstigt, nicht immer schmeichelhaft ist. Mein Verhalten sagt sicherlich viel mehr über mich aus als meine Bekenntnisse. Es ist mir schwergefallen, mit mir selbst zurechtzukommen und mich genügend zu akzeptieren, um nicht darunter zu leiden, vor den Augen von Zeugen zu leben, die, so diskret und wohlwollend sie auch sein mögen, mich sozusagen in der Rohfassung zu sehen bekommen, ohne jede Schminke. Ich tröste mich mit dem Gedanken, daß die, die mich lieben, mich so lieben, wie ich bin. Keine Heilige, keine Märtyrerin, kein Monster, keine Bestie. Was alles andere angeht, so kann jeder denken, was er will, während ich meine Geheimnisse für mich behalte.

Mit voller Lautstärke

E twas abschreiben« ist heute eine allgemein übliche Redewendung. In meinem Fall befremdend war allerdings die Tatsache, daß ich jemanden abschreiben mußte, der immer noch da war. Philippe war derselbe und ein anderer zugleich, ein anderer, an den ich mich erst gewöhnen mußte.

Sich gewöhnen! Wenn das ausdrucksstarke Gesicht voller Leben ein entstelltes Gesicht wird, kaputt und ohne Ausdruck! Wenn der gesunde, sportliche und athletische Körper ein magerer, lahmer Körper ohne jede Regung und Reaktion wird! Was für verheerende Schäden in nur wenigen Wochen! Zum Glück waren da seine Augen, doch wie grausam war es, ihn so zu sehen!

Das Schlimmste aber war etwas anderes: der Anblick des wehrlos brachliegenden Körpers des Mannes, den ich liebte. Bearbeitet, transportiert, durchgeschüttelt, untersucht, abgehorcht, mit Schläuchen gespickt, an den Tropf gehängt, katheterisiert, an Apparate angeschlossen. Ein hyperüberwachter Körper, der doch zugleich vernachlässigt wurde. Er war schlecht gekleidet — nach zwei Jahren unförmiger Jogging-Anzüge treibe ich nun lieber in

Jeans Sport! –, seine Zähne nie geputzt und das Haar nie gewaschen. Ein Körper, der in den Händen von Fachleuten zum Objekt wurde, für die Feingefühl ein abstrakter Begriff ist und die Wörter wie Verführung und Verlangen nicht kennen, Verlangen, das aus Geheimnissen erwächst.

In dieser Situation begann auch ich, diesen Körper zu verarzten. Ich sorgte für die Körperpflege, putzte seine Zähne und wusch, mit Wasserflaschen, drei Handtüchern und zwei Schüsseln bewaffnet, seine Haare, wobei sein Kopf auf meinem Bauch lag, was sehr praktisch war, denn ich war im achten Monat schwanger! Diese Behelfsdusche sollte ihm etwas Würde zurückgeben. Ich lernte, einen Luftröhrenschnitt zu säubern und ein juckendes Auge zu reiben. Anfangs mit einer Heidenangst, ihm weh zu tun und etwas falsch zu machen, später dann allmählich routinierter. Ganz wie eine Krankenschwester. Ich spezialisierte mich sogar auf die Kunst, den Luftröhrenschnitt mit Behelfsinstrumenten wie Schraubenzieher oder Nagelfeile zu reinigen. Im Basteln bin ich die Größte! Die scheinbare Grobheit, mit der ich Philippe manchmal behandle, bringt mir die Vorwürfe meiner Mitmenschen ein: »Vorsicht, du tust ihm ja weh!« Ich für mein Teil weiß genau, daß ich ihm nicht weh tue. Ich bin – leider – viel zu geübt.

Ich hätte mich nie auf diese mörderische Strapaze einlassen sollen. Bei der Pflegearbeit verliert man das zärtliche Gefühl für den Körper des anderen und auch das Verlangen, das damit verbunden

ist. Die Ehefrau verwandelt sich in eine Krankenschwester. Es ist schwer, das wieder rückgängig zu
machen oder von einer Rolle zurück in die andere
zu schlüpfen. Wenn ich zunehmend darauf verzichtete, Philippes Pflege zu übernehmen, so geschah
das nicht, um ihn mir vom Hals zu schaffen, sondern um ihn wiederzufinden – als Mann und nicht
als Patienten. Um wieder Sehnsucht nach ihm zu
bekommen.

Es versteht sich von selbst, daß ich im Notfall
oder einfach bei Bedarf auch weiterhin in Aktion
trete, aber das geht nicht reibungslos vonstatten.
An manchen Abenden kümmere ich mich wie eine
Krankenschwester um ihn, und eine Minute später
möchte er, daß ich wieder seine begehrenswerte,
liebenswürdige Frau bin. Für mich ist das unver-
einbar. Wie gern würde ich nur die Gesten der Liebe kennen! Und wie schön wäre es, wenn Philippe
sie wieder vollführen könnte! Zärtlichkeit braucht
konkrete, körperliche Gegenseitigkeit.

Als Ausgleich für diesen unumgänglichen Mangel
wartet Philippe da, wo er mich nicht mehr körperlich umhegen, küssen und streicheln kann, mit tausend Aufmerksamkeiten auf, die jede Frau erfreuen
würden. Ich spreche mit ihm über einen Anschnau-
zer, der mich geärgert hat? Am nächsten Tag finde
ich einen wunderschönen Blumenstrauß vor. Mein
Geburtstag rückt näher? Er organisiert zu Hause
oder im Restaurant in aller Heimlichkeit eine

Überraschungsfeier mit den Menschen, die ich liebe. Er schlägt mir eine Spritztour mit dem Auto vor? Aus dem einfachen Grund, weil er mit mir einen Ring aussuchen will. Ich könnte noch viele solcher Beispiele nennen. Jedesmal gelingt es Philippe, mich zu überraschen.

Daß mir das gefällt, liegt auf der Hand. Trotzdem bin ich nicht immer so gerührt, wie ich es sein sollte. Vielleicht aus Angst, zu weich zu werden? Seit so langer Zeit beherrsche ich mich, um alle überbordenden Gefühle, von denen ich nicht weiß, wohin sie führen, im Zaum zu halten! Ich brachte soviel Ingrimm auf, um mich durchzukämpfen, daß es mir jetzt sehr schwer fällt, ihn zu zügeln, um anderen Dingen Platz zu machen.

Wenn ich heute meine Gefühle ausdrücken will, bin ich ungeschickt und mürrisch. Manchmal hält Philippe mich bestimmt für einen Spielverderber. Wenn er mich um etwas bittet, sage ich nicht: »Ja, aber es nervt mich«, sondern ich drehe den Satz um. Ich bringe erst zum Ausdruck, daß es mich nervt, und sage dann ja. Das ist zwar ein wenig erfreulicher Reflex, aber man möge mir mildernde Umstände zubilligen! Die Begeisterung und die Unternehmungslust, auf die ich bei einem gehfähigen Mann problemlos eingehen könnte, akzeptiere ich bei einem reglos dasitzenden nicht so leicht. Jedes Vorhaben, das er sich ausdenkt und mir erzählt, bedeutet für mich unweigerlich einen erheblichen Mehraufwand an Arbeit. Ich muß dann telefonieren, erläutern, Verabredungen treffen, dabeisein, übersetzen und so weiter. Diese Aussicht läßt mich zunächst herummaulen, aber schließlich willige ich immer ein, weil ich mich freue, ihn auf seine Art aktiv, einfallsreich und tatendurstig zu sehen. Ich erkenne darin seine Lebensart wieder, die mich schon früher an ihm faszinierte. Leider würde es mir sehr schwerfallen, das auch laut zu sagen.

So wie das Krankenhaus das Verlangen abtötet, so verschluckt es auch die Zärtlichkeit und die Worte, die sie ausdrücken. Ich habe sie nicht gewaltsam unterdrückt, aber die Umstände ließen mir keine Gelegenheit, sie auszusprechen. Weil man in ein Zimmer kommt, in dem noch andere Leute – Pfleger oder Kranke – sind, weil man von einem ganzen Berg praktischer und körperlicher Belange in Anspruch genommen ist, weil die Not eher Handfestigkeit als lyrische Höhenflüge erfordert, weil... Ohne, daß man sich dessen bewußt wird, verlernt man, sich zärtliche Worte zu sagen. Was einen nicht davon abhält, sie zu denken. Ich bin mir sicher, daß ich, als Philippe mit Hilfe des Codes zum ersten Mal »sprach«, übersetzte: »i-c-h-l-i-e-b-e-d-i-c-h«. Er behauptet, er hätte »f-u-e-s-s-e« gesagt (um sich über eine unbequeme Stellung zu beklagen), und ist nicht davon abzubringen! Wie dem auch sei, seit jenem Tag ließ Philippe, für den die Liebe augenscheinlich genug war, um ohne Worte auszukommen, keine Gelegenheit aus, um mir zu sagen oder zu schreiben, daß er mich liebt.

Ich dachte in wütenden Augenblicken oft, daß es

besser gewesen wäre, wenn er mich nicht oder nicht mehr geliebt hätte. Das hätte es mir leichtergemacht, zu gehen. Ich habe es ihm wohl auch gesagt, denn meine Zornesausbrüche sind heftig, böse und manchmal grausam. Philippe besitzt die Fähigkeit, mich bis zum äußersten zu treiben. Er schafft es, das Beste und das Schlimmste aus mir herauszukitzeln. Das Schlimmste sind meine Schimpftiraden, die nichts und niemand aufhalten kann. Alles ist geeignet, sie auszulösen: ein etwas nachdrückliches Zähneknirschen oder der Luftröhrenschnitt, der einmal zuviel Schleim absondert. Als wir einmal ins Kino gingen, wurde ich hysterisch, weil ich sah, daß seine Hose noch vom Vortag bekleckert war. Was mußte er sich nicht alles anhören! Dabei weiß ich doch, daß nicht er sich anzieht. Er hatte es nicht für notwendig erachtet, sich mit der Ersatzkraft für Emmanuel herumzustreiten, die an jenem Tag dafür zuständig war. Jedenfalls bekommt immer Philippe alles ab, und zwar für alle anderen mit. Weil er immer da ist, weil er, wie ich glaube, der einzige ist, der (mich) wirklich versteht, und schließlich auch, weil er nicht oder zu spät antwortet. Er hat keine Chance.

Wo fängt Schuld an? Sie ist nie besonders fern und bietet mir allen Grund zu Fragen und Zweifeln: Ich hätte sollen oder nicht sollen, ich war herzlos, ich habe nicht das Recht, zu ... Aber man muß auch damit aufhören können, sich über Selbstgeißelung zu identifizieren. Ich will mich nicht in Philippes Lage versetzen. Jedesmal, wenn ich das versuche, schnürt es mir die Kehle zu, mein Magen verkrampft sich, und in meinem Kopf bildet sich ein wirres Knäuel, das nur mit Hammerschlägen aufgelöst werden kann. Dieses Knäuel besteht aus all dem, was er so oft und vielleicht für immer missen muß. Anfangs war dieses Knäuel ständig da, aber was nützt es denn, wenn ich mit ihm klage? Ich würde nur meine Zeit verschwenden. Jeder hat seinen eigenen Kampf. Für Gefühle ist da kein Platz. Alles in unserem Leben ist dermaßen ergreifend! Und auch dermaßen brutal.

Philippe und ich haben eine fast schon telepathische Verständigungsweise entwickelt. Ich kenne seinen Blick. Ich weiß, was er sagen will, noch bevor er überhaupt blinzelt. Eine solche Verschmelzung ist häufig problematisch und beengend. Und gerade, weil ich nicht mehr nur von diesem einen Blick abhängen wollte, habe ich soviel gekämpft, um aus dem Haus zu kommen, wo wir uns schließlich die Luft zum Atmen nahmen. Diese Entscheidung mag wie viele andere wie eine brutale Machtergreifung meinerseits aussehen. Philippe ist in seiner Situation oft gezwungen, vor mir zu kapitulieren, als wäre er meinen Launen wehrlos ausgeliefert. Nach den ersten zwei Jahren, in denen ich mich daran gewöhnt hatte, alles allein zu entscheiden, mußte ich mich nun zurücknehmen und auf seinen Standpunkt eingehen. Er verstand es, mir zu zeigen, daß er ausreichend auf dem laufenden war, um die Dinge richtig einzuschätzen. Heute entscheiden wir trotz meiner Neigung, die Menschen und Dinge stets zu meinen Gunsten beeinflussen zu wollen, zu zweit.

Wir haben all die Hindernisse auf diesem kampferprobten Weg nicht überwunden, um uns schließlich in einem gewaltigen Kräftemessen zu zerstören. Ich bin aller Heftigkeit überdrüssig. Nach und nach kommt in sanften Wellen die Zärtlichkeit zurück und bildet kleine Inseln.

Los, weiter!

Was habe ich in einem früheren Leben wohl getan, um dieses hier zu verdienen? Wie ist das alles passiert? Warum wir? Die Fragen kommen immer wieder, ohne daß es je eine Antwort auf sie gibt, und ich wische sie mit einer Feststellung beiseite: Ich liebe meine Hölle so, wie sie ist – intensiv, unruhig, extrem. Ich habe sieben Jahre wie ein Tier geschuftet und darum nicht alles verloren. Ich gewann sogar neue Freunde, Unabhängigkeit, Kraft (sowohl körperliche als auch geistige), Scharfblick und eine gewisse Reife dazu. Doch um welchen Preis? Mir liegt nichts daran, das nachzurechnen.

Ich sehe Philippe an und bin stolz auf ihn. All die Energie, die er besaß, verwendete er nie darauf, sich zu zerstören. Mit seiner Fähigkeit, die mich zugleich fasziniert und verwirrt, seinen Zustand ohne jede sichtbare Auflehnung zu akzeptieren, setzte er vielmehr alles daran, wieder zu Kräften zu kommen. Ich ahnte nicht, daß ich einen Weisen geheiratet habe!

Um sich Gewißheit über den zurückgelegten Weg zu verschaffen, braucht man nur sein Gesicht zu betrachten. Unmerklich hat es sich Millimeter für Millimeter verändert. Aber ein Millimeter pro

Monat macht schließlich mehr als einen Zentimeter, und das sieht man dann schon. Ich erkenne ihn wieder, und das ist wunderbar und erschütternd zugleich. Dadurch kommen Bilder wieder hoch, Rückblenden, die mich überraschen und ins Herz treffen, ein paar Minuten unerträglicher Rührung mit Tränen in den Augen, dann verschwinden sie wieder, denn es muß weitergehen.

In sieben Jahren sammelten wir genügend Erinnerungen, um nicht mehr die alten hervorkramen zu müssen. Und die Zeit, die vor uns liegt, verheißt uns eine Zukunft. Ich will nicht an sie denken, ich möchte sie mir nicht vorstellen. Unsere ganze schöne Organisation funktioniert, weil wir noch jung, dynamisch und widerstandsfähig sind, doch woher nehmen wir die Energie, um Berge zu versetzen, wenn wir älter sind? Die einzige Gewißheit ist, daß wir das Schlimmste hinter uns haben. Und was für Außenstehende noch immer ungewöhnlich schrecklich aussieht, ist für uns inzwischen Normalität.

Vorige Ostern waren wir mit der ganzen Familie auf Sizilien. Die erste Reise mit dem Flugzeug, die ersten Ferien außerhalb eines bekannten Hauses und mit nicht vorgewarnten Menschen.

Alle waren begeistert von diesem Urlaub, und Philippe hat nur noch eines im Sinn: Wieder neu anzufangen. Er hat sein Buch fertiggeschrieben, ein Vorhaben, das ihm schon mehrere Jahre am Herzen lag. Er hat Pläne, Ideen, Wünsche, und manchmal denke ich, daß er es schafft, glücklich zu sein.

Die Kinder wachsen heran.

Ich bin aus Griechenland zurück, wo ich ein paar Tage »therapeutische« Ferien machte, die ersten seit achtzehn Monaten, und tauche nun in eine Periode intensiverer Arbeit ein. In der restlichen Zeit suche ich angestrengt nach jemandem, der sich abends und am Wochenende, wenn Emmanuel nicht da ist, um Philippe kümmert. Ich weiß nicht mehr, wieviel Hilfskräfte wir in den letzten fünf Jahren kommen und gehen sahen, und der Gedanke, wieder alles ganz von vorn erklären zu müssen, begeistert mich nicht gerade. Doch abgesehen davon wird das Leben ruhiger.

Heute abend wird unser Haus wieder der Treffpunkt für eine Versammlung des Verbandes ALIS (Association du *Locked-in-Syndrom*) sein.

Neulich erhielten wir den Brief eines »lebendig Eingesperrten«, der uns seine Mitarbeit anbot. Einen computergeschriebenen Brief. Doch zum Schluß hatte der Mann in zittriger Schrift eigenhändig unterschrieben.

Man hört nie auf zu hoffen.

ALIS: Association du
Locked-in-Syndrom

ALIS wurde 1997 auf Betreiben von Jean-Dominique Bauby gegründet, einem Journalisten und Schriftsteller, der seit Dezember 1995 selbst unter dem *Locked-in-Syndrom* litt. Er wollte der Welt damit zeigen, daß diese Krankheit, die jede Bewegung und das Sprechen unmöglich macht, das Leben keineswegs aufhalten kann. Den Beweis dafür erbrachte er zudem mit seinem Buch *Le Scaphandre et le Papillon*, deutsch: »Schmetterling und Taucherglocke«, das er schrieb, indem er mit seinem linken Augenlid blinzelte, und das ein Bestseller wurde.

Heute wird der Verband ALIS, dessen Schatzmeister Philippe Vigand ist, von freiwilligen Helfern, von den Familien von *Locked-in*-Patienten, von Wissenschaftlern aus aller Welt und von Persönlichkeiten aus den verschiedensten Lebensbereichen gefördert. Er verfolgt mehrere Ziele:
– das Zusammentragen sämtlicher Daten über das *Locked-in-Syndrom* zur besseren Analyse dieser Krankheit;

- die Erfassung und Lokalisierung der Patienten;
- die Information der Öffentlichkeit und der medizinischen Fachwelt;
- die Unterstützung der Patienten und ihrer Familien bei der Lösung von Problemen der ärztlichen Versorgung, der medizinischen Rehabilitation, der Wiedererlangung der Selbständigkeit sowie der sozialen Wiedereingliederung;
- die Bereitstellung von Kommunikationsmitteln, insbesondere von Computern, um die Isolation der *Locked-in*-Patienten zu durchbrechen.

ALIS ist für jede Unterstützung und zusätzliche Information zu erreichen unter:

ALIS, 38, boulevard Jean-Jaurès, 92100 Boulogne.
Tel./Fax: 0033-1-46 04 33 38
(e-mail) alis @ club-internet.fr
Internet: http://www. club-internet.fr/alis

Inhalt

»Alles ist möglich.« PHILIPPE

»Zum Unmöglichen ist niemand verpflichtet.«

STÉPHANE